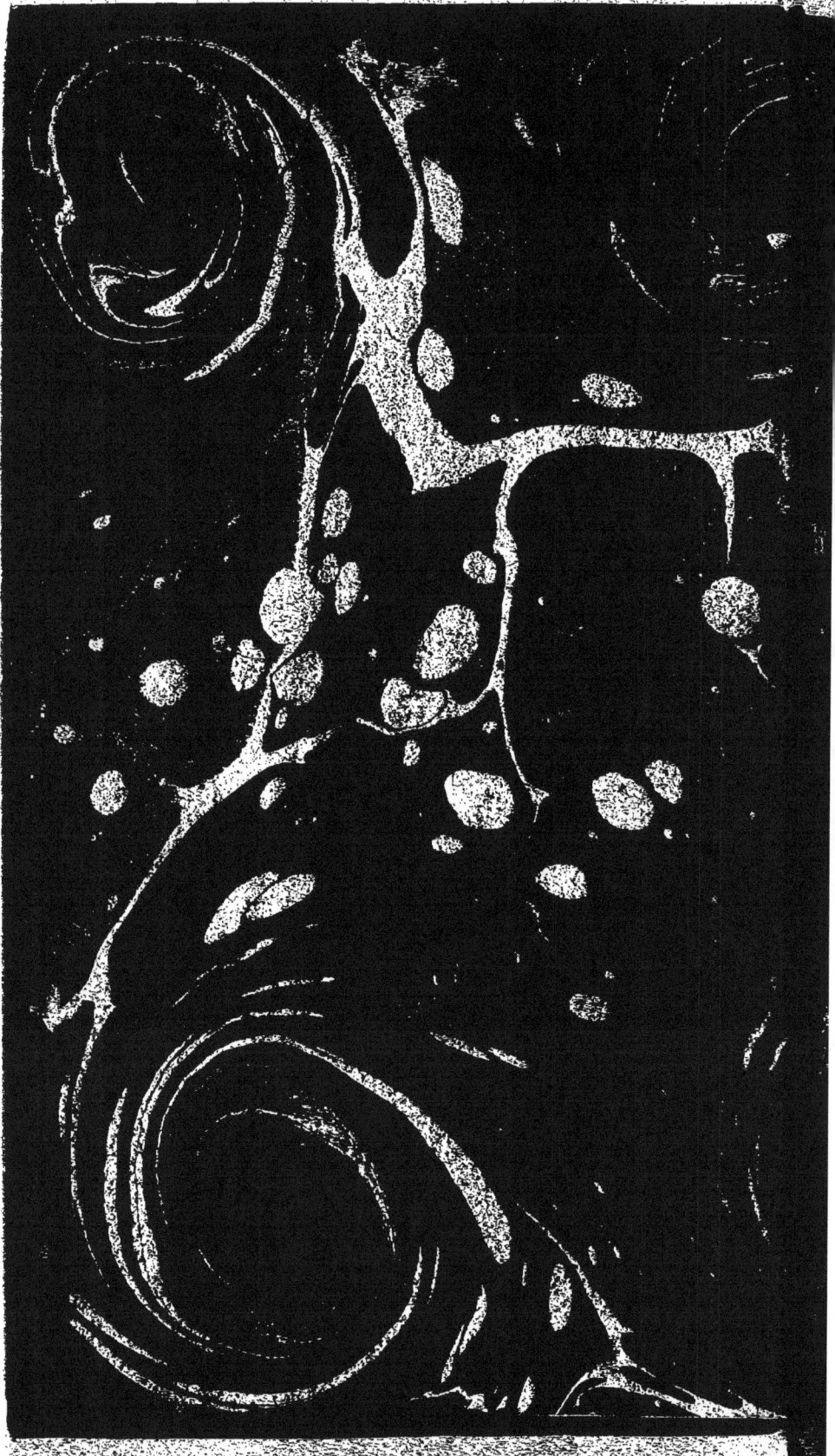

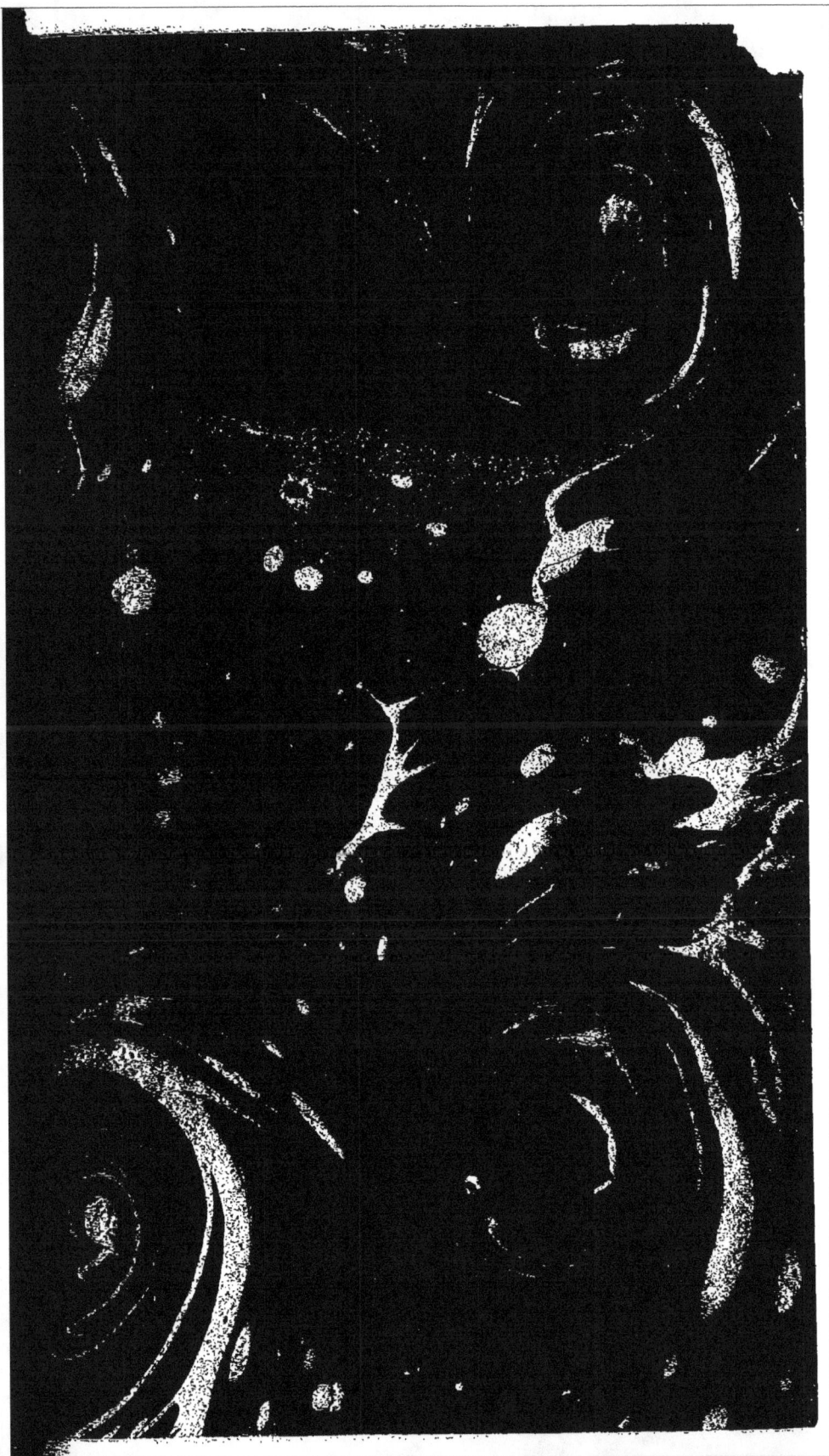

Sc. et arts n.º 3039. A

S. et Arts 2599.

F 870 2.

SUPPLÉMENT
AUX CHOIX
DES MEILLEURS
MÉDICAMENS
POUR LES MALADIES LES PLUS DÉSESPÉRÉES;

Recueilli par M. Buc'hoz, Médecin de Monsieur, ancien Médecin ordinaire de Mgr. le Comte d'Artois, & de feu Sa Majesté le Roi de Pologne, Duc de Lorraine & de Bar, Membre de plusieurs Académies tant étrangeres que nationales, & du College Royal des Médecins de Nancy.

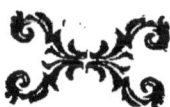

A PARIS,

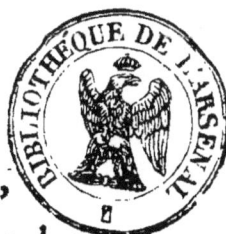

Chez L'Auteur, rue de la Harpe, la premiere porte cochere au-dessus du College d'Harcourt.

M. DCC. LXXXV.

AVEC APPROBATION ET PRIVILEGE.

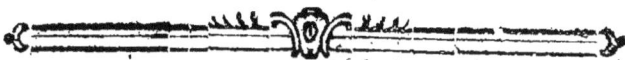

PRÉFACE.

L'ACCUEIL que le Public a bien voulu faire au premier volume de cet ouvrage, nous engage à en publier un second; & si ce second volume lui agrée, nous en ferons paroître un troisieme l'année prochaine, sans cependant prendre avec lui aucun engagement; ce second volume contient près de 800 formules, tirées la plupart des meilleurs Auteurs, & recueillies avec le plus grand soin. Il s'en trouve même plusieurs, dont nous gratifions le Public, & dont nous n'avons garde de réserver le secret, sachant trop bien ce que nous devons à l'humanité en notre qualité de Médecin; ce ne sont pas les fausses imputations que certains folliculaires mal intentionnés nous ont faites dans leur gazette ignorée, qui seroient capables de rallentir notre zele; les Charlatans nous seront toujours odieux, & nous fa-

vons trop bien la différence qu'il y
a de ces fortes de gens, avec des
Médecins habiles, qui confomment
leurs veilles & leurs travaux au fer-
vice de leurs femblables; & qui fe
font un honneur de publier journellement leurs découvertes dans l'art de
guérir & d'apprendre à leurs jeunes
Confreres la maniere de formuler,
qui eft pour eux fi difficile. Les Charlatans ont des remedes fecrets, qu'ils
prefcrivent dans toutes fortes de
maladies indiftinctement, & contre
lefquels les plus habiles Médecins
peuvent à peine fe précautionner,
ignorant abfolument ce qu'ils ren-
ferment; les vrais Médecins, quand
ils ont découvert quelques remedes, les publient en les expofant à la
cenfure des perfonnes dévouées par
état au foulagement des malades,
& ils fe gardent bien de n'admettre
qu'un remede univerfel. Nous tâ-
chons en publiant cet ouvrage de
les imiter, & fi pour le faire les
Gazetiers de fanté nous mettent au

rang des Charlatans, ils doivent par la même raison qualifier de la sorte les plus grands Médecins, tels que les Boerrhaave, les Gaubius, les Gorter, les Geoffroy, les Tournefort, les Liautaud, & tant d'autres qui ont publié dans leur matiere médicale une quantité de formules, même pour les maladies les plus désespérées. Ils doivent aussi ranger dans la même cathégorie, les différentes Facultés de l'Europe, qui publient journellement des pharmacopées, & différentes formules, ils peuvent même se regarder comme tels, lorsqu'ils annoncent dans leurs feuilles quelques remedes nouveaux, dont ils font plus ou moins d'éloge, suivant qu'ils y font plus ou moins intéressés ; ils doivent encore accuser le Gouvernement, qui néanmoins toujours animé du bien public, achete souvent même des Charlatans de nouveaux remedes pour en gratifier l'humanité, & les consigner dans les fastes de la Faculté de Médecine, toujours empreſſée à recueillir & à conſerver, ſans aucune baſſe jalouſie, ce qui peut devenir utile aux hommes, & dans ceux de la Société Royale de Médecine, qui a été créée en partie pour cet objet. Tous les jours on fait de nouveaux diſpenſaires par l'ordre même des Souverains, pour les différens Hôpitaux tant militaires que bourgeois: dira-t-on encore de la part des prétendus Anonymes de la Gazette de Santé, que ces ſortes d'ouvrages doivent être mis dans la claſſe du charlataniſme ? Que ces Meſſieurs apprennent donc à diſtinguer les vrais Médecins d'avec les Charlatans, & qu'ils ne s'expoſent pas par leurs faux raiſonnemens à confondre les uns avec les autres, & à encourir de la part de la Juſtice établie pour ſoutenir l'honneur des Citoyens, des reproches auxquels ils ſe ſont expoſés volontairement par une des plus noires calomnies ; nous nous garderons bien de faire ici notre apologie ;

nous avons toujours tâché de mériter de nos Concitoyens ; & fi nous n'avons pas eu le bonheur d'y réuffir, nous en avons eu au moins le zele, nous avons auffi donné des preuves de notre défintéreffement, & fi nous nous étions livrés au charlatanifme, comme on nous en accufe, nous ferions fans contredit plus avantagés des biens de la fortune que nous ne le fommes. Nous continuerons donc toujours, malgré l'envie, nos travaux, en recueillant avec foin tout ce qui pourra intéreffer l'humanité dans l'art de guérir, & en apprenant même peut-être à nos Cenfeurs la maniere de formuler & de choifir parmi les différentes formules que nous leur préfentons, celles qui peuvent mieux remplir l'indication qui fe préfente dans les maladies qu'ils ont à traiter. Nous les exhortons auffi à ne plus attaquer dans la fuite notre honneur, & à ne pas nous obliger à recourir à des voies judiciaires. On donnera dans un troifieme volume qui formera le fecond fupplément la table raifonnée de ce-lui-ci; les 2 volumes qui paroiffent du *Choix des Médicamens*, joints aux 3 volumes in-8°. de notre *Mé-decine moderne*, & aux 4 volumes auffi in-8°. de notre *Hiftoire natu-relle de l'Homme*, forment la col-lection complette jufqu'à ce jour, de ce que nous avons publié fur la Médecine.

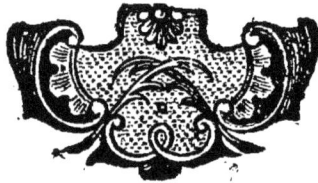

SUPPLÉMENT

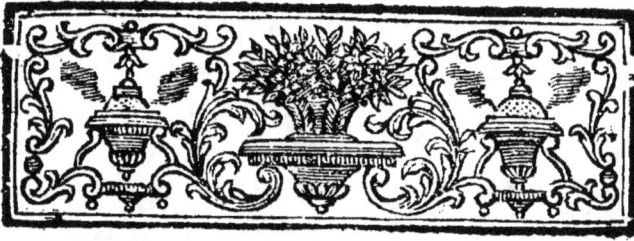

SUPPLÉMENT

AUX CHOIX

DES MEILLEURS

MÉDICAMENS

POUR LES MALADIES LES PLUS DÉSESPÉRÉES.

Moyen pour rappeller à la vie les perfonnes gélées.

1. IL faut bien fe garder de les faire paffer d'un froid exceffif à une trop grande chaleur, leur mort feroit inévitable ; on les tranfportera dans un appartement fans humidité, & dans lequel il n'y ait point d'eau gêlée ; on y fera une efpece de lit de neige, fur lequel on étendra le malade, lorfqu'on pourroit foupçonner

A

que les efprits vitaux ne font pas encore
éteints en lui; après quoi on le couvrira
d'environ un pied de neige, de maniere
qu'il ait la bouche & le vifage libre &
découvert; faute de neige, on remplira
un baignoire d'eau mêlée de glaçons,
ou un grand vaiffeau, dans lequel on
tiendra le corps du malade plongé, au
point que l'eau lui monte jufqu'à la
bouche, & on le foutiendra de façon
qu'il ne puiffe pas tomber dans l'eau,
quand il commencera à reprendre fes
fens; lorfque le malade fera revenu à
lui, & que fes membres auront repris
leur fenfibilité naturelle, on le revetira
d'habits fecs, & on le fera paffer dans
un lieu tempéré, ou un peu plus chaud
que le premier; on lui fera prendre du
thé, où l'on aura mis des fleurs de fureau, de la fauge, de la meliffe, de la
rue & autres herbes femblables, après
quoi on lui donnera deux cuillerées à
foupe de jus de fquille. Si le malade
n'eft pas dégelé, s'il fent encore de la
douleur à certaines parties, on lui frottera les membres fouffrans avec de la
neige, & on le mettra dans un bain
d'eau froide: on ne l'en retirera que
quand le membre aura repris fa fenfibilité naturelle. Pour fe préferver d'être

gelé, il faut s'abstenir de liqueurs fortes.

Recette contre le Rhumatisme.

2. Prenez du chanvre quantité suffisante; trempez-le dans de bonne eau-de-vie; saupoudrez-le d'encens passé au tamis, & couvrez-en la partie souffrante; le topique a réussi sous nos yeux, il a calmé en très peu de tems des douleurs qui s'étoient soutenues des semaines entieres, & auroient empêché les malades de dormir. On le laisse sur l'endroit affecté tant qu'il y a besoin, & si après s'en être détaché, la douleur n'a pas entiérement cessé, on peut en appliquer un second, qui enlevera surement le mal.

Remede contre les piquures des Cousins.

3. Deux ou trois feuilles de plantain appliquées sur la piquure du cousin, en opérent la guérison.

Moyens les plus sûrs & les plus simples de remédier aux Asphyxies; par M. Portal.

4. Le premier objet qu'on doit se proposer pour rappeller à la vie les personnes suffoquées par les vapeurs mé-

A 2

phytiques, c'eſt de diminuer la preſſion
que le ſang fait ſur le cerveau, & l'on
y réuſſira par les ſaignées, principalement
par celle de la jugulaire, qui dégorge
plus directement les vaiſſeaux de la tête,
que les ſaignées du bras & du pied,
mais il faut évacuer par cette ſaignée
une grande quantité de ſang. Il faudroit
encore y recourir de nouveau, ſi la
premiere ne paroiſſoit pas ſuffiſante.

2°. L'expérience a prouvé que l'u-
ſage des acides étoit très-ſalutaire, c'eſt
pourquoi on doit faire avaler au ſujet,
ſi on le peut, du vinaigre affoibli avec
3 pintes d'eau ; on doit auſſi le lui donner en lavement avec autant d'eau froide;
les frictions faites avec le vinaigre, ont
été utiles à pluſieurs.

3°. Il faut expoſer les corps des ſuffoqués au grand air, leur ôter leurs vêtemens, ſans craindre le froid. C'eſt pourquoi il faut promptement les ſortir de la
chambre, pour les porter dans la cour
ou dans la rue, à moins qu'en ouvrant
les fenêtres & les portes, on puiſſe éta-
blir dans cette chambre pluſieurs cou-
rans d'air.

4°. Bien loin de mettre les ſuffoqués
dans des lits de cendres, comme on le
fait à l'égard des noyés, il faut leur jet-

ter de l'eau fraîche deſſus. En effet, les vaiſſeaux étant gorgés par le ſang, qui eſt très-raréfié, il eſt plus naturel de le condenſer par une liqueur froide, que de l'agiter davantage par l'application des corps chauds. Auſſi n'y a-t-il rien de plus préjudiciable, que l'adminiſtration des liqueurs ſpiritueuſes, qu'on s'opiniâtre à faire prendre aux malheureux qui ont reſpiré des vapeurs méphytiques.

Un autre abus qu'on commet très-ſouvent, c'eſt de preſcrire l'émétique dans ce cas; rien n'eſt plus propre à déterminer le ſang vers le cerveau que le vomiſſement, il faut donc l'éviter au lieu de l'exciter; je n'ai vû aucun des ſuffoqués à qui l'on a preſcrit l'émétique, revenir à la vie. Il n'y a point d'évacuation à opérer en pareil cas, & l'irritation qu'on produit, & les mouvemens de l'eſtomach qu'on ſuſcite, aggravent la cauſe de la maladie, au lieu de concourir à la diſſiper.

Je ne comprends pas non plus ſur quel principe on fonde l'uſage d'introduire de la fumée de tabac par le fondement, pour quelques atômes de tabac, qui s'inſinuent dans le canal inteſtinal, il y pénetre une grande maſſe d'air, qui ſe développe en ſe raréfiant. Alors les inteſtins & l'eſtomach ſe détendent, & refoulent le diaphragme avec la poi-trine, ce qui produit néceſſairement une compreſſion ſur le poumon, augmente l'engorgement de ce viſcere, & s'op-poſe à l'introduction de l'air dans les bronches, & à l'expanſion du poumon ſans laquelle le ſang ne peut reprendre ſon cours, & ſans laquelle le ſujet ne peut être rappellé à la vie. On pourroit ſuppléer à la fumée du tabac par les la-vemens irritans.

5°. Mais enfin ſi tous les ſecours ſont inutiles, il faudra introduire de l'air dans la tranchée artere, pour gonfler les pou-mons. L'air qu'on introduit dans les bronches détend le tiſſu cellulaire qui étoit affaiſſé ; les vaiſſeaux qui étoient tortueux ſe déplient, & le ſang n'éprouve plus autant de réſiſtance ; il eſt encore déterminé, par la preſſion qu'il éprouve, à s'inſinuer dans les veines pulmonaires. La méthode d'introduire de l'air dans les voies aëriennes des perſonnes qui ont reſpiré des vapeurs méphytiques, eſt d'une telle utilité, que c'eſt ſur elle qu'on peut principalement compter pour les rappeller à la vie.

Il eſt deux moyens d'introduire l'air dans les bronches ; le premier qui eſt

le plus sûr, c'est de faire une ouverture
à la trachée artere, & d'y introduire
un tuyau à vent ; mais comme le peuple
craint beaucoup cette opération, & que
celui qui la pratique sur une personne
suffoquée, pourroit passer pour assassin,
il ne faudra y recourir que lorsque le
second moyen aura manqué : ce moyen
consiste à introduire un tuyau recourbé
dans une des narines, & souffler dans ce
tuyau ; l'extrêmité de ce tuyau tombe
alors perpendiculairement sur la glotte,
& l'air y passe avec autant de facilité,
que si le canal dont on se sert pour porter l'air dans les poumons, & celui de
la trachée artere, étoient continués : par
le moyen que nous proposons pour souffler les poumons, on ne risque point de
blesser l'épiglotte, & de fermer l'ouverture qui conduit à la trachée artere, ce
qui arrive, lorsqu'on introduit le tuyau
à vent dans la bouche : parvenue
vers la base de la langue, il abaisse l'é-
piglotte, laquelle bouche la glotte ; &
le vent ne peut alors s'insinuer en aucune maniere dans les poumons, mais
il parvient dans les voies alimentaires,
qu'il gonfle & qu'il détend inutilement.

Ce moyen d'introduire l'air dans les
poumons, à la faveur d'un tuyau insi-

nué dans une des narines, est autant avantageux à tous égards, que l'usage d'introduire le même tuyau par la bouche est dangereux, puisqu'on risque d'étouffer le malade, s'il respiroit encore un peu.

On doit observer de comprimer la narine ouverte, lorsqu'on pousse l'air dans le tuyau recourbé, qu'on introduit dans l'autre narine; sans cette précaution une partie de l'air pourroit refluer, & sortir par la narine ouverte.

Mais enfin si les divers moyens de conduire l'air dans les poumons ne réussissoient pas promptement, il faudra faire une ouverture longitudinale à la partie antérieure de la trachée artere, à la faveur de laquelle on introduira l'extrêmité d'un tuyau, à l'autre extrêmité duquel le Chirurgien ou quelqu'un des assistans soufflera avec sa bouche a diverses reprises pour détendre les poumons.

Il n'est point inutile de dire qu'on doit mettre la plus grande célérité dans l'administration des secours que nous proposons : le tems presse, & plus on retarde, plus on doit craindre qu'ils ne soient infructueux. Si tous ces secours sont insuffisans, on peut, pour ne rien omettre, faire des scarifications à la

plante des pieds, ou aux mains ; on peut
aussi appliquer les ventoufes à divers en-
droits du corps ; alors on doit peu compter fur ce moyen, quand ceux que nous
avons confeillés n'ont pas réuffi.

Remede utile dans le traitement de mala-
dies vénériennes, connu fous le nom de
remede du Cuifinier.

5. Prenez 30 onces de falfe-pareille,
faites-les infufer pendant 24 heures dans
22 livres & demie d'eau de fontaine ;
faites reduire enfuite par l'ébulition à
7 livres & demi ; repétez 3 fois cette
opération, ayant toujours attention de
décanter à chaque fois les 7 livres &
demi d'eau, & d'en ajouter de nouvelle ;
faites bouillir de nouveau ces 3 eaux
ou décoctions réunies, ajoutant fleurs
de bourrache, de rofes blanches, de
féné & d'anis, de chaque 2 gros, jufqu'à diminution de moitié ; ayant coulé
cette décoction, ajoutez-y deux livres
de fucre, & autant de miel, faites felon
l'art un fyrop, qui fervira pour 9 jours,
chaque neuvieme du total étant féparé
en 3 prifes que le malade prendra à 7
heures, à 10 heures du matin, & à 5
heures du foir. Il eft avantageux que le
malade boive auffi chaque jour, s'il eft

A 5

possible, 6 livres d'eau, dans laquelle on aura fait bouillir 6 drachmes de salsepareille, ce qui fera sa boisson journalière. Pendant les 9 jours employés à l'usage du syrop, le malade restera dans son lit ; il continuera pendant 31 autres jours l'usage de la tisanne de salse-pareille ; il pourra sortir, s'il fait beau, ayant soin de rentrer chez lui avec le coucher du soleil. Pendant les 40 jours, le malade ne mangera à dîner qu'une soupe de ris avec un peu de poulet ou de veau rôti, sans sel ni poivre ; le souper sera de même. Ce remede opere par les sueurs, les urines, ou les selles.

Remede pour les Cors aux pieds.

6. Prenez des feuilles de feves fraîches, enveloppez-en le cor le soir en vous couchant, après néanmoins l'avoir coupé aussi près de la chair qu'il est possible ; dès le lendemain matin on ressent un soulagement, & au bout de 3 à 4 jours, la dureté s'écaille & se leve sans douleur. Il faut avoir attention de tenir de ces feuilles dessus le jour comme la nuit.

Remede contre les coqueluches des enfans ;
par M. de Haën.

7. Prenez de la racine d'avnée une livre, faites-la infufer dans du bon vinaigre de vin en fuffifante quantité, pour
que furnage la racine de quatre doigts,
& cela pendant 8 jours, après quoi exprimez la colature ; on en donne une petite cuillerée à chaque enfant, édulcorez
avec un peu de fyrop violat ou de coquelicot, ou d'œillet. Si la poitrine étoit
trop affectée, on pourroit préparer ce
remede avec du vin de bourgogne, au-
lieu de vinaigre.

Tifanne éprouvée contre les Rhumatifmes
& la Paralyfie.

8. Prenez racines de buis, de bardane, *d'enula campana*, d'angélique, &
rapure de gayac, de chacune 2 onces ; on met infufer le foir tous les in-
grédiens enfemble dans 6 pots d'eau
bouillante ; le lendemain matin on les
fera bouillir jufqu'à diminution d'un
tiers ; quand on eft prêt de les ôter du
feu, on y ajoute une demi-once de bayes
de genievre concaffés, & 2 gros de limaille d'acier, qu'on ne laiffe au feu

A 6

qu'un demi quart d'heure ; lorfque cette
tifanne eft refroidie , on la paffe à travers une ferviette blanche de leffive,
on en donne au malade dans fon lit 2
verres le matin , c'eft-à-dire , depuis 5
heures jufqu'à 6 heures, en mettant une
heure d'intervalle entre les 2 verres ;
fi la fueur vient, il faut la ménager, &
prendre garde de ne pas laiffer refroidir
le malade ; on en donne encore un ou
deux verres après-midi vers les 4 heures.
Il faut ufer de cette tifanne pendant un
mois de fuite , la boire chaude, fi l'on
peut, éviter le foleil & le ferein ; enfin
tout le tems qu'on en ufe, ne manger
ni lait, ni falade, ni fruit cru ; avant de
commencer l'ufage de cette boiffon , &
quand on la quitte , il faut également
fe purger. On tient ce remede d'une
perfonne charitable, de feue Mademoi-
felle le Gallois, morte à Dinan en Bre-
tagne.

*Remede contre les Maladies Nerveufes ; par
M. Matha , Docteur en Médecine à
Mornay.*

9. Les remedes préliminaires, ou qui
précedent le traitement des maladies
chroniques, n'ont pas un grand fuccès
dans la maladie dont il s'agit, ou du

moins leur ufage doit être très-modéré
& très-limité. La faignée & les purga-
tifs font le plus fouvent très-nuifibles.
Les délayans fimples énervent, lorfqu'on
les continue trop long-tems (ils font
cependant utiles dans les commence-
mens) les apéritifs, comme le favon,
les fels incififs ne produifent qu'un mieux
momentané, une cure palliative. Les
échauffans irritent, les bains foulagent
quelques fujets, & nuifent aux autres,
&c. Malgré cela, ils font le plus fouvent favorables, pourvu qu'on n'infifte
pas trop long-tems fur leur ufage. Les
vrais remedes font les toniques tempé-
rés par les antifpafmodiques, & aiguifés
de minoratifs lorfque le malade eft conf-
tipé. La meilleure maniere de les adminiftrer, eft la forme d'opiat ou de
pilules, parce que les grands lavages
augmentent la foibleffe des fibres nerveufes, & le volume d'une humeur glai-
reufe ou lymphatique, fade & infipide,
qui eft toujours & effentiellement fura-
bondante chez ces malades. Lorfque le
fujet à qui on a affaire eft déja trop re-
lâché, on fent bien qu'il eft plus qu'i-
nutile d'affocier les minoratifs à ce remede, dont voici la compofition.

Prenez quinquina fin, crême de tartre, rhubarbe du Levant subtilement pulvérisée, éthiops martial, de chaque six gros; poudre d'arum composée, & gomme ammoniac, de chacun 2 gros; gomme gutte dissoute dans le vinaigre, un gros; extrait de fleurs de chicorée sauvage, conserve de millepertuis, de tilleul, poudre de roses rouges, de chaque demi once; électuaire lénitif, une once. Faites, selon l'art, un opiat de consistence moyenne, en ajoutant suffisante quantité d'élixir de propriété. La dose est d'un gros le matin, une heure avant le déjeûner, & autant le soir, une heure avant souper, en buvant de l'eau par-dessus. Ce remede est très-utile pour rétablir la santé, & pour ramener en général les secrétions & évacuations quelconques à un milieu naturel.

Secret contre la Gangrene, publié par un habile Apothicaire de Deventer.

10. Prenez de l'alun commun une livre, du vitriol blanc & du vitriol noir de chacun une demi-livre; du salpêtre & du sel commun, de chacun un quart de livre; mettez le tout à petit feu dans un pot de terre, après y avoir versé une suffisante quantité de vinaigre, & faites,

prendre confiftence de miel; mêlez-y alors une poudre faite de fix lots (le lot eft la 32e partie d'une livre) de céruse, deux lots de bol d'armenie, de 4 lots & demi d'encens, & d'autant de myrrhe; remuez jufqu'à évaporation ce mélange, & qu'il faffe maffe. Quand vous voudrez en faire ufage, broyez fin une, deux ou trois onces de cette pâte; imprégnez-la de 18, 10 ou 12 onces de vinaigre commun. Trempez-y un linge, & appliquez-le fur la plaie, renouvellant l'opération, felon les circonftances, toutes les 4, 6 ou 8 heures.

Recette infaillible pour détruire radicalement & fans douleur les verrues.

11. Prenez une pomme bien mûre, de quelle efpece qu'elle foit, coupez-la en 4 quartiers; après l'avoir pelée, ôtez les pepins; frottez bien chaque foir avant de vous coucher les verrues avec un ou deux quartiers de cette pomme, jufqu'à ce que le fuc en forte, & s'attache à vos verrues, & pour le mieux jufqu'à ce que les quartiers s'écrafent: ayez foin de ne point les effuyer après les avoir ainfi frottées, mais au contraire, de tenir les mains pendant la nuit de maniere que les draps ou couvertures du lit n'enle-

vent point le fuc en frottant par-deffus, ce que feroit auffi l'ufage des gants à cette occafion. Repétez cette opération pendant 5 ou 6 foirs, en obfervant toujours les mêmes précautions, ces verrues fe diffiperont infenfiblement dans un mois ou 6 femaines, fuffent-elles grouppées, & en la plus grande quantité. Les pommes les plus acides font les meilleures pour cet ufage.

Remede contre la douleur de côté dans les pleuréfies.

12. Prenez trois gros de fené battu, une once de poivre blanc, trois blancs d'œufs frais, vous batterez le tout enfemble ; vous prendrez enfuite de la filaffe, que vous écarterez fur un linge, pour faire un emplâtre, fur lequel vous étendrez ce remede, pour l'appliquer fur la douleur, ayant foin de l'affujettir avec un bandage de linge en plufieurs doubles ; vous le laiffez deffus 12 à 14 heures ; au bout de ce tems le topique aura tiré du fang corrompu, de maniere à traverfer 12 à 15 linges, fans reffentir de douleur. Ce topique qui peut s'appliquer 2 ou 3 fois, n'empêchera point la faignée ; le fang fe trouvera beau à la feconde fois, & encore plus à la troi-

fieme; lorfque le topique eſt appliqué au commencement de la maladie, il eſt rare que le malade ne foit pas guéri le cinquieme jour.

Recette pour faire rentrer les hernies.

13. Il faut prendre une très-forte poignée de fon de froment, qu'on fait bouillir dans du vin rouge, le plus vieux poſ-fible, avec environ 3 gros de tabac, quand tout aura bien bouilli enfemble, en faire un cataplafme dans un fac de toile, & le pofer fur l'hernie Le ma-lade reſtera couché, le remede fait fon effet au bout de 24 ou 30 heures. S'il y avoit étranglement ou autre accident, le remede ne fuffiroit pas.

Remede contre les Entorfes.

14. Faites un emplâtre avec de l'huile d'olive, un blanc d'œuf & de la fuie, ap-pliquez-le fur le mal.

Préfervatif contre la Peſte & la Fievre maligne.

15. Il faut mettre dans un pot de terre une pinte de bon vinaigre, une poignée de rhue, autant de fauge, de menthe, de romarin, de lavande, & de petite

abfynthe ; faire infufer le tout 8 jours de
fuite fur des cendres chaudes, ou au
foleil ; enfuite couler à travers un linge
avec une forte expreffion des herbes ;
faire diffoudre une once de camphre
dans la liqueur, & la conferver dans
une bouteille bien bouchée ; on fe frotte
les tempes & les narines avec le vinaigre, & on s'en lave les mains & la bouche. On réduit auffi en poudre toutes
les herbes ci-deffus, on y ajoute des
graines de laurier franc & de genievre
avec de la réfine qu'on pulvérife pareillement ; on s'en fert pour parfumer tous
les vêtemens & les appartemens : on en
brûle dans un réchaud, & on en refpire
la vapeur.

Bouillon de pain.

16. On fait ufage en Efpagne de bouillon de pain ; il peut fuppléer le bouillon de viande, & même avantageufe-
ment dans les fievres putrides. Pour le
préparer, faites bouillir un morceau de
mie de pain de froment raffi & émietté
dans de l'eau ; paffez le plus ou moins
épais, en raifon de plus ou moins de
fubftance qu'on veut donner au bouillon ; ajoutez-y une cuillerée de fyrop,
ou l'équivalent de fucre.

Recette pour faire un excellent vin de santé.

17. Sur la fin, d'Avril, ou vers le commencement de Mai, prenez une bonne poignée de jeune cerfeuil, avec un peu moins de petite centaurée, que vous mettrez infuſer dans 2 pintes de vin blanc. Prenez auſſi 2 onces de miel, que vous ferez bouillir dans un demi ſeptier d'eau de riviere, obſervant de le bien écumer; après quoi laiſſez le repoſer & refroidir, pour enſuite verſer cette décoction ſur votre vin. Laiſſez le tout enſemble pendant 8 jours, au bout deſquels vous paſſez votre vin pour le tirer à clair, & en boire un verre tous les matins à jeun pendant 15 jours conſécutifs & ſans interruption. Rien de meilleur que ce vin pour débarraſſer l'humeur glaireuſe de l'eſtomach, en nettoyer le mauvais levain, le rafraîchir, donner de l'appétit, & tenir le ventre libre. Le goût de ce vin n'eſt point du tout défagréable; & l'effet ſalutaire qu'il produit eſt prompt & ſouverain; d'ailleurs cette boiſſon eſt fort ſimple & peu couteuſe.

Remede contre la Gravelle.

18. Le jus de citron mêlé avec une once d'huile d'amande douce, pris le foir & le matin, fait rendre par les urines une grande quantité de fable & de gravier.

Maladie Epidémique, connue fous le nom de Maladie Ruffe, qui a régné en 1782.

19. Les fymptômes de cette maladie étoient un mal-aife, une pefanteur de tête, dans quelques perfonnes un mal de gorge, ils fe terminoient par la toux, ou des douleurs de poitrine. L'invafion étoit douloureufe & fatiguante, fur-tout lorfqu'il s'y joignoit de la fievre, dont la durée étoit communément de 2 ou 3 jours; fievre qui formoit une crife falutaire.

Les Médecins prudens ont abandonné la guérifon de cette maladie à la nature, & fe font bornés à ordonner la diette, des lavemens émolliens, des boiffons humectantes & légérement fudorifiques; telles que l'infufion de bourrache & de miel, celle de fureau édulcorée avec le fyrop de guimauve ou de capillaire, la décoction d'orge perlé avec le ſyrop de vinaigre, enfin les lochs. On a fait aliter les malades pendant les premiers jours de l'invaſion, mais en les tenant chaudement, on a laiſſé circuler un air frais dans leurs chambres. La fievre ceſſée, il eſt prudent de quitter l'appartement & de prendre l'air, avec l'attention d'être bien couvert, & de ne s'expoſer ni à la roſée, ni au ſerein. En général, on a peu ſaigné, émétiſé ou purgé, ſi ce n'eſt dans les circonſtances qui ont néceſſité de le faire. Les perſonnes qui ont abuſé des remedes, ont retardé leur guériſon, & compliqué la maladie, ſans cependant qu'il en ſoit réſulté d'autre accident, car il y a peu d'épidémie moins dangereuſe.

Bols de Toiles d'Araignée, qu'on annonce depuis long-tems comme ſpécifiques conire les Fievres Intermittentes.

20. Les toiles qu'on doit choiſir pour la compoſition de ces bols, ſont celles qui ſe trouvent dans les vacheries, il faut les preſſer dans l'eau froide, pour les nettoyer de leur ſaleté ; quand on les aura paſſées par 2 ou 3 eaux différentes, & que les toiles ſeront bien propres, il faut les rouler dans les doigts, à la groſſeur d'un petit pois. Il eſt bien

effentiel de ne point chauffer l'eau dans
laquelle on lave les toiles. Le malade
prendra pendant 3 jours confécutifs le
matin à jeun 4 de ces bols, l'un après
l'autre, dans du pain à chanter, & une
cuillerée d'eau dégourdie, ou de tifanne
légere. Si la fiévre vient par friffon, il
vaut mieux les prendre dans le friffon
même. Deux heures après on donnera
un bouillon au malade; s'il étoit d'une
conftitution foible, il ne faudroit lui
donner que 3 bols au-lieu de 4; il en
eft de même pour les enfans en bas âge,
auxquels il faut adminiftrer ce remede
avec circonfpection. Les effets ordinaires de ces bols font de faire évacuer,
foit par haut, foit par bas, foit
par les fueurs; ils font auffi tous utiles
pour les maladies de la peau. Le malade doit pendant les 3 jours employés
à cette purgation, fe conduire, ainfi
qu'on a coutume de le faire pour les
autres purgations, boire beaucoup de
tifanne légere & fudorifique, & fe préparer deux jours avant par des remedes
& des boiffons; il n'y a point de fievres
réglées qui tiennent contre ces bols.

Remede contre la Goutte.

21. L'expérience a appris à plufieurs

particuliers, expofés à des attaques fréquentes de goutte, que l'ufage habituel des feuilles de frêne (*fraxinus excelfior*) en éloigne les accès d'une maniere fi fenfible, qu'il y en a qui ont refté 15 ans fans en avoir d'attaque, l'ufage de cette plante n'eft ni défagréable, ni gênante. Après avoir eu l'attention de faire bouillir les feuilles de frêne au mois d'Octobre, on les fait fécher à l'ombre. On en met cinq fur un demi feptier d'eau bouillante ; on donne 2 ou 3 bouillons, & on prend de cette eau avec un peu de fucre ou de fyrop de guimauve tous les matins à jeun. On fait enforte de joindre l'exercice à l'ufage de cette plante, & fon effet n'en eft que plus efficace. On a remarqué, fur certains fujets difpofés fans doute aux fueurs, que l'ufage habituel de ce végéral les faifoit tranfpirer confidérablement. Du refte, on peut garantir à cette dofe, les qualités innocentes des feuilles de frêne, & quoiqu'on n'ait reconnu en général à cet arbre qu'une qualité aftringente & fébrifuge réfidante dans l'écorce ; il eft naturel de penfer qu'un genre de plante qui produit la manne, peut contenir d'autres vertus.

Remede contre les Foulures.

22. Il faut prendre la moitié d'une chandelle, un demi verre de vinaigre le plus fort, & une poignée de sel, faire bouillir le tout enfemble, & s'en frotter la partie foulée 3 fois le jour, avec un linge que l'on y appliquera enfuite. Il faut employer ce baume le plus chaud qu'il fera poffible, & fi la foulure eft au pied, il fera néceffaire de refter une journée au moins la jambe fur un tabouret, on pourra renouveller ce remede pendant quelques jours en fe couchant.

Maniere de faire le Taffetas d'Angleterre, propre à appliquer fur les coupures & écorchures.

23. On tend fur un petit chaffis un morceau de taffetas noir clair, & l'on paffe deffus, avec une broffe fine, plufieurs couches de colle de poiffon, qu'on a fait fondre dans de l'eau-de-vie. Pour la derniere couche, afin que les taffetas ayent une odeur agréable, on met avec cette colle un peu de baume de commandeur.

Remede

*Remede éprouvé contre les maladies de
Poitrine.*

24. On fait moudre une mesure
d'orge, pour nettoyer le moulin de
tout autre grain, on en fait moudre ensuite une seconde mesure dont on tire
la fleur la plus fine. On serre cette fleur
dans un sac de toile très-propre; on
suspend ensuite le sac dans une chaudiere pleine d'eau, de maniere qu'il soit
couvert de cette eau, sans toucher ni
le fond, ni le bord de la chaudiere. On
fait bouillir l'eau à grands bouillons pendant 24 heures, & à mesure que l'eau
s'évapore, on a soin de la remplacer par
de l'autre eau bouillante, qu'on tient
toujours prêt pour cet effet. Après on
tire la farine du sac, & on l'étend sur
un linge propre à l'air, ou dans un endroit chaud, pour la faire sécher. Cette
farine se durcit, on la réduit en poudre, & on la passe au tamis de soie. De
cette farine préparée, on fait chaque
jour 2 plats de bouillie avec du lait,
un le matin, l'autre le soir. Le malade
prend un de ces plats le matin, une
heure avant de se lever; il dîne de bonne
heure, un potage, jamais de ragout,
& point de vin. Il soupe de même, &

B

2 heures après ce léger souper, il se
couche, & prend un second plat de
bouillie d'orge. On a vu les effets les
plus merveilleux de ce remede, sur des
poitrinaires réduits à la derniere extrêmité; attaqués de toux violentes & con-
tinuelles, de crachement de sang, &
d'autres accidens qui annonçoient une
mort prochaine. Le remede doit être
continué pendant 6 mois; mais comme
dès le troisieme mois, le malade va très-
bien, alors il peut se contenter de ne
plus prendre de bouillie que le matin,
en observant cependant un régime exact
sans étude, & sans aucune fatigue de
corps ni d'esprit.

Recette d'une tisanne excellente contre la
Fistule, publiée sur la fin du siecle der-
nier par ordre du Gouvernement.

25. Prenez une grosse poignée d'herbe, qu'on nomme numulaire, *numularia ;*
une petite poignée de racines de fraisier, autant de chicorée sauvage, & une
poignée d'avoine bien nettoyée ; faites
bouillir le tout dans un pot & demi
d'eau, & passez au travers d'un linge :
faites ensuite une décoction avec le marc,
en y ajoutant encore une bonne poignée de numulaire, & faites infuser le

tout fur un petit feu. On s'en fert pour donner des lavemens aux malades jufqu'à 4 & 5 fois par jour. Pendant l'ufage de cette tifanne, que l'on prend en tout tems & faifons, il faut abfolument s'abftenir de toute autre boiffon, excepté des bouillons de veau, dans lefquels on met une poignée de numulaire, dont on prend les bouts pour faire manger aux malades avec des *tartines*. Il faut s'abftenir de toute efpece de viandes, à l'exception de veau, & de la volaille ou rôtie ou bouillie, le tout abfolument fans fel. L'ufage de la numulaire en infufion comme du thé, eft fouveraine contre les hémorrhoïdes.

Remede contre les Dartres.

26. M. Bonnel de la Brageraffe a lû à la Société Royale des Sciences de Montpellier, un Mémoire fur l'ufage de quelques remedes nouveaux peu connus en France, entr'autres fur les effets de l'extrait de la pulfatille ou coquelourde. Les fuccès qu'il a obtenus de ce remede, le lui font regarder comme la plus efficace que le médecin puiffe oppofer au vice dartreux, quel que foit la partie du corps qu'elle affecte. Ce Mémoire contient des cures bien faites,

pour juſtifier la vertu de cette plante ; des dartres qui avoient cédés à ſon uſage, & qui n'avoient pas tardé à ſe remon- trer, ont diſparus ſans retour avec l'uſage de ce remede continué pendant quelques mois. On prend cet extrait 2 fois par jour à la doſe d'un grain & demi chaque fois, mêlé avec du ſucre. On joint à l'uſage introduit de ce re- mede des lotions ſur la partie dartreuſe, avec des décoctions de juſquiame & de cigue.

Remede contre la Sciatique.

27. Un homme de diſtinction, an- cien Officier au Régiment d'Alſace ; a éprouvé avec le plus grand ſuccès, un remede qu'il juge immanquable. Cet Of- ficier, à la ſuite des campagnes de Bo- hême & de Flandres dans la guerre de 1742, eut à l'âge de 21 ans, une cruelle attaque de ſciatique, qui lui reprit juſ- qu'à 3 fois : la derniere qu'il eut à Lille, où il étoit en garniſon, fut ſi terrible, qu'il ne jettoit qu'un cri, & qu'elle étoit accompagnée d'une violente fievre cau- ſée par la ſeule force du mal ; une femme de ſon voiſinage, lui conſeilla de pren- dre de la graine de navette, de la faire griller à-peu-près au même degré que

le café, de la mettre dans un fac de toile
bien coufu, & d'appliquer ce fac le plus
chaud qu'il pourroit le fupporter fur fa
cuiffe, au moment où il voudroit s'en-
dormir; il fit pendant 3 nuits cette application, & il fut guéri radicalement.
Cet Officier n'a pas eu le moindre ref-
fentiment de cette fciatique, pendant
les fix campagnes de la derniere guerre,
qu'il a faites depuis, quoiqu'il eût fervi
pendant tout l'hiver, qu'il eût paffé des
nuits au bivouac, & qu'il n'eût pris aucune précaution pour fe garantir d'une
rechûte.

Secret contre la Rage, découvert en 1770,
par un vieux Berger du Comté de Buc-
kingham en Angleterre.

28. Ecrafez 5 ou 6 gouffes d'ail,
avec pareille quantité à-peu-près de la
racine de Bardane ou glouteron; ajoutez-y la valeur d'une gouffe d'ail de fel
commun; formez du tout un emplâtre
à force d'écrafer le tout enfemble, vous
l'appliquerez fur la morfure, & la renouvellerez tous les jours pendant une
femaine au moins. Si le malade eft à
portée d'un Chirurgien pour fe faire tirer quelques palettes de fang, ce ne
fera que mieux, mais fans cela le re-

mede doit céder à l'effet du remede ci-
deſſus.

Remede éprouvé contre les maux de Dents.

29. Prenez racines de pyrethre demi
once, de tormentille 3 gros, concaſſez
les racines, faites-leur prendre un bouillon dans une chopine de vinaigre rouge,
en retirer le vaiſſeau du feu ; (& ce
vaiſſeau ſera de terre) on jettera dans
la liqueur un gros d'opium coupé par
petits morceaux, & un gros de camphre, qu'on aura pilé avec 3 gros de
ſemence de juſquiame : on laiſſera infuſer hors du feu, & le vaiſſeau bien couvert pendant l'eſpace d'une heure. On
paſſera le tout à travers un linge fin; ſans
exprimer, on tirera la liqueur au clair ;
l'uſage de cette lotion eſt une cuillerée
à bouche, qu'on fait tiédir, & dont on
ſe gargariſe, il faut prendre garde d'en
avaler.

Remede pour les Contrecoups.

30. Prenez 24 grains de cochenille
préparée, demi gros de blanc de baleine, le tout préparé dans de la confection d'hyacinthe, dont on fera des bols,
que le malade avalera avant de ſe cou-

cher; fi la chûte eft récente & violente, on lui fera avaler par jour une ou trois cuillerées de vulnéraire.

Remede contre les Engelures.

31. Prenez 2 onces de cerat récent, un gros de cérufe, un fcrupule de camphre, une demi-once d'efprit-de-vin, mélez le tout, & faites-en une pommade dont on frottera les parties attaquées, le matin & le foir.

Remede contre les Panaris.

32. On prend de la pariétaire; on en coupe les feuilles le plus menu qu'il eft poffible; on les mêle avec une quantité proportionnée de fain-doux. On enveloppe le tout de plufieurs papiers les uns fur les autres, & on le met dans de la cendre chaude, qui, fans être affez brûlante pour griller le papier, ait cependant la chaleur fuffifante pour cuire doucement la pariétaire, & la bien incorporer avec le fain-doux. On étend enfuite cet onguent fur du papier brouillard, dont on enveloppe la partie malade : on le renouvelle au moins deux fois par jour.

B 4

Remede pour les Engelures.

53. On en a fait les plus heureuses épreuves pour dissiper les engelures, avant qu'elles soient ouvertes. Voici la recette. Il faut aux premieres démangeaisons que l'on sent, verser dans sa main trois ou quatre gouttes de teinture de benjoin, avec laquelle se fait le lait virginal, que l'on trouve chez tous les Parfumeurs, & en frotter la partie tuméfiée. On fait pendant sept ou huit jours la même friction, & l'engelure disparoît. Le lait virginal seche sur le champ, & ne fait aucune saleté.

Moyen proposé & éprouvé pour l'entretien de la santé des Moissonneurs ; par M. Poumel.

34. " Il y a huit ans que j'exerce l'art de guérir dans la campagne. Je croyois en arrivant, y trouver des hommes forts, vigoureux, robustes, tels enfin qu'on se plaît à nous peindre ordinairement cette portion de l'humanité la plus précieuse. Quelle fut ma surprise, quand au-lieu d'hommes aussi-bien constitués, je trouvai un Peuple d'infortunés traînant une vie languissante au milieu

de mille maux & de mille infirmités. Il
eſt des contrées heureuſes, où cette claſſe
d'individus réunit la force & la vigueur,
& c'eſt ſans doute dans les pays où tout
le monde jouit d'un honnête néceſſaire ».

« Il s'en faut bien que celui que j'ha-
bite, préſente un ſpectacle auſſi conſo-
lant ! Sur vingt malades, il s'en trouve
douze ou quinze plongés dans la plus
grande pauvreté ; ſource intariſſable de
mille indiſpoſitions. C'eſt un fait dont
je ſuis tous les jours le triſte témoin.
Je ne puis m'empêcher de m'élever ici
contre ceux qui oſent avancer qu'il eſt
néceſſaire que les gens de la campagne
ſoient dans la miſere ; que c'eſt le ſeul
moyen de les rendre laborieux. C'eſt
une erreur groſſiere. L'indigence ne produit que des êtres foibles, & fait dégénérer l'eſpece humaine, lui ôte ſon courage, ſa vigueur, & toutes ſes facultés ».

« Le deſir d'être utile à ces infortunés, m'a engagé à rechercher les cauſes
de ce déluge de maux qui les environ-
nent. L'expérience m'a convaincu, que
preſque toutes leurs maladies fluent de
trois ſources principales, qui ſont ou les
mauvais alimens, ou les travaux trop pé-

nibles, ou les chaleurs exceffives pendant la moiffon ».

« Je me fuis borné à cette derniere
caufe, bien perfuadé qu'en prévenant
les effets qu'elle produits, on remédie-
roit en même-tems, au moins en bonne
partie, aux deux autres. En effet, mettre les malheureux Moiffonneurs en état
de fupporter les chaleurs immodérées
de l'été; prévenir les maux & les maladies qu'elles leur occafionnent, feroit
à mon avis, les mettre dans le cas de
foutenir avec bien plus de force & de
courage leurs travaux de la moiffon. Ils
ne feroient pas enfuite obligés, comme
ils le font ordinairement, de confom-
mer, pendant l'hiver, en frais de maladies, le fruit qu'ils en retirent en été ».

« Le moyen préfervatif que je pro-
pofe, & dont je me fers avec fuccès
depuis quelques années, eft fimple, &
la préparation en eft facile & peu coû-
teufe. Je fais mettre à-peu-près une livre de jus de grofeille dans plein une
cruche d'eau, qui en contienne fix bouteilles. Je la fais édulcorer avec plus ou
moins de fucre, & je recommande
qu'on la tienne dans l'endroit le plus
frais ».

« Cette eau, ainfi préparée, fert de

boiſſon aux Moiſſonneurs pendant toute
la journée. Tous ceux qui en font uſage
m'ont avoué qu'indépendamment de ce
qu'ils l'ont trouvée très - agréable, ils
ont été beaucoup moins altérés qu'à
l'ordinaire; on en ſent aiſément la raiſon. Preſque pas un de ceux - là n'ont
été malades; tandis que la plus grande
partie de ceux qui ne l'ont pas connue,
ou qui ont négligé de s'en ſervir, a
éprouvé mille indiſpoſitions ».

« Comme il ne ſeroit pas étonnant,
parmi ces infortunés, d'en trouver qui
ne voudroient pas ſe donner la peine
de préparer ce jus, d'autres qui man-
queroient d'intelligence, d'autres enfin
qui n'auroient pas le moyen de fournir
à ces petits frais, ne pourroit - on pas
ajouter aux remedes qu'on diſtribue *gra-
tis* dans les campagnes, par ordre de
MM. les Intendans, dont on ne ſauroit
trop louer les vues bienfaiſantes; ne
pourroit - on pas, dis - je, ajouter aux
remedes dont nous venons de faire men-
tion, le ſyrop de groſeille qu'on ſeroit
diſtribuer, par rouleaux, dans toutes les
Paroiſſes, en raiſon du nombre des Moiſſonneurs employés, & qu'on ſeroit faire
dans chaque ville la plus voiſine, pour
moins multiplier les frais ».

B 6

« C'eſt alors que MM. les Seigneurs & MM. les Curés pourroient, ſans courir aucun riſque, rendre des ſervices eſſentiels à leurs vaſſaux, à leurs paroiſſiens ».

« Je puis, ſans ſortir de mon ſujet, aſſigner une quatrième cauſe des maux infinis qui affligent beaucoup de gens de la campagne, c'eſt la malpropreté ».

« Entrez dans les aſyles de l'indigence & de la miſere, vous y reſpirerez un air corrompu. La lumiere y pénetre à peine. Avancez, jettez les yeux ſur le lit de ces infortunés, vous y verrez une paille à demi-pourrie, vous vous appercevrez dans pluſieurs que ce qu'on appelle *lavier*, manque d'iſſue au dehors. L'eau dont ils ſe ſervent continuellement, tombe dans un coin de la chambre où ils mangent, où ils couchent, & y forme une eſpece de bourbier d'où il s'exhale une odeur des plus malfaiſantes, ſource de mille maux. J'ai quelquefois rendu la ſanté à quelques-uns de ces malheureux, en détruiſant cette ſeule cauſe ».

Remede ſpécifique pour arrêter les ravages de la Petite-Vérole.

35. Prenez un morceau de lard épais,

bien dépouillé de sa chair & de sa peau, coupez-le en quarré long, piquez-le sur toutes les surfaces avec des grains d'a-voine, & si près qu'on n'apperçoive plus le lard ; mais de façon cependant que l'avoine soit enfoncé le plus qu'il est possible. Mettez ce lard à la broche, à un feu clair, & recevez-en la graisse dans une lechefrite propre, & sans mau-vaise odeur. Quand tout le lard sera fondu, vous le verserez dans un vase plein d'eau fraîche, & vous pétrirez cette pommade dans autant de différentes eaux qu'il sera nécessaire, pour lui donner le plus de blancheur qu'il se pourra. Ap-pliquez de cette pommade légérement, avec le doigt, sur tous les boutons, quand l'éruption sera entiérement faite, & qu'ils seront blancs. Réitérez cet usage trois ou quatre fois en douze heures. Au bout de deux jours, les boutons desse-chés tomberont sans démangeaison, & sans aucune trace permanente sur le vi-sage.

Précautions que les Cultivateurs doivent prendre pendant les chaleurs.

36. Pendant les grandes chaleurs & dans le tems de la sécheresse, on croit très-utile d'avertir les Cultivateurs de

mettre trois cuillerées de vinaigre simple, fait fans aromates, fur chaque pinte d'eau qu'ils emporteront pour fe défaltérer dans les champs. Cette boiffon a foutenu les Soldats Romains dans les marches forcées qu'ils faifoient dans les plus grandes chaleurs de l'été; & nos troupes en ont fait ufage, avec le même fuccès, dans les campagnes de Flandre & de Weftphalie fur le Rhin.

La propriété de cette boiffon eft de rafraîchir, tempérer les humeurs, & de calmer l'effervefcence du fang; elle eft antifeptique, réfifte à la putréfaction. Les malades qui font attaqués de maux de gorge, de coliques, douleurs de ventre & de dévoiemens occafionnés par trop de chaleur & de féchereffe, feront bouillir pendant une demi-heure, deux cuillerées de riz dans trois chopines d'eau qu'on paffera par un linge; ils en boiront plufieurs gobelets par jour. A la fuite de l'ufage de cette tifanne, on fera fondre deux onces & demie de manne dans deux gobelets d'infufion de fleurs de bouillon-blanc, qu'on paffera par un linge, pour trois dofes. La premiere fe donne à 5 heures du matin, la feconde à 6, & la troifieme à 7. Pendant l'effet de la médecine, on boit de l'eau de veau. Il est bien essentiel d'obferver un régime exact pendant le traitement, & de ne pas charger fon eftomac d'alimens, car la plupart des maladies font occafionnées par les mauvaifes digeftions ; & lorfque l'on eft parvenu à les rétablir, on guérit plus promptement. Ce traitement empêchera auffi les dévoiemens de dégénérer en flux de fang & diffenterie qui font fi fréquentes.

Gêlée de Lait. Remede éprouvé pour la poitrine.

37. Il faut prendre trois bouteilles ou pintes de lait de vache, le plus parfait & le plus frais, les mettre dans un pot de terre neuf, avec de la rouelle de veau, fans os, ni peau, ni graiffe, & une demi-livre de jarret de derriere, que l'on met cuire fur un réchaud avec de la braife : on connoît qu'il eft à fon point, quand la viande fe déchire, & que le lait eft réduit au tiers : pendant la cuiffon, il faut remuer fouvent avec une cuiller de bois neuve, de peur que le veau ne s'attache au fond du vafe. On paffe enfuite le tout, & on le laiffe refroidir dans un pot de fayance trèspropre : lorfqu'il eft gelé, il faut le cou-

vrir avec du papier, & le mettre dans un endroit très-frais, sans humidité.

Maniere de s'en servir.

Il faut en prendre tous les matins une cuillerée à bouche, froide, qu'on laisse fondre dans sa bouche, sans être astreint à aucun régime : dans les chaleurs, on n'en prendra que la moitié de la dose.

Il faut bien se garder de toucher à cette gelée avec le bout du doigt, & de porter la moindre haleine dessus, sur-tout celle du malade, cela la feroit gâter sur le champ. L'usage de ce remede, continué pendant trois semaines, suffit pour cicatriser le poumon. Le malade, en le prenant, crachera beaucoup plus qu'auparavant, ce qui est un signe de guérison. Il est excellent aussi pour toutes les affections de poitrine, tel que rhume, &c. &c. & alors il n'exige point d'être continué aussi long-tems ; huit ou dix jours peuvent suffire, selon le degré de la maladie. Ce remede exige le plus grand soin & la plus grande propreté, tant dans la maniere de le faire, que dans celle de s'en servir & de le conserver ; il perdroit toute sa vertu par la moindre corruption, que l'on reconnoît à de petites tâches qui se forment dessus, comme sur les confitures.

Maniere dont les Ruſſes traitent les per-
ſonnes aſphixiées par la fumée du char-
bon, tirée d'une Lettre du Docteur
Guthrie au Docteur Prieſtley, inſérée
dans les Tranſactions Philoſophiques de
Londres, pour l'année 1779.

38. « Les gens riches, dit le D·
Guthrie, ont de doubles fenêtres à leurs
maiſons; le pauvre & le commun du
peuple n'en ont que de ſimples. Les vi-
tres, pendant les grands froids, ſont
couvertes de glaces qui y ſemblent in-
cruſtées, & qui ſont ordinairement com-
poſées de l'air humide ſorti des poumons des perſonnes qui habitent ces
maiſons, & qui y ſont toujours en grand
nombre. Cette eſpece de croûte eſt encore imprégnée du phlogiſtique des chan-
delles, & de la vapeur des matieres com-
buſtibles qui ſervent à échauffer les appartemens. Quand le dégel ſuccede à
un long froid & fond cette glace, il
ſe développe un principe funeſte, qui
produit ſur les corps humains tous les
effets funeſtes que le charbon produit
par-tout. Cependant les Ruſſes les at-
tribuent conſtamment à leurs fourneaux;
ils ne peuvent concevoir que la diſſolution d'une ſi petite portion de glace

puiffe avoir des conféquences auffi ex-
traordinaires & auffi fâcheufes ».

« Les Ruffes, continue M. Guthrie,
chauffent leurs maifons par le moyen
de fourneaux ; ils y entaffent une certaine quantité de bois coupé de la gran-
deur convenable pour y être placé ; ils
le laiffent brûler jufqu'à ce qu'il foit réduit en charbon ; alors ils ferment le
tuyau par lequel paffe la fumée, & ou-
vrent la bouche du fourneau, afin de
concentrer toute la chaleur dans l'appartement. Quelquefois les domeftiques
ont de la négligence ; ils font cette opération avant de s'être bien affurés que
le bois eft entiérement confumé ; fouvent il en refte des morceaux qui ne
le fent pas, & qui forment une efpece
de charbon noir, qui, en brûlant, ne
rend point de fumée fenfible, mais exhale une vapeur de la nature la plus
funefte. Le malheureux qui couche dans
la chambre expofée à cette vapeur,
tombe dans un fommeil profond dont
il eft difficile de le tirer ; il paroît in-
fenfible à tout. Il n'y a cependant aucun fymptôme de fuffocation. Lorfque
le mal eft à un certain degré, le malade gémit, & alors les voifins éclairés
fur fon état viennent à fon fecours. Une

perfonne qui s'affied dans une chambre ainfi infectée, fans avoir intention de dormir, fe fent bientôt attaquée de vertiges & d'envie de vomir; mais les Ruffes en général éprouvent rarement ce fymptôme; il ne fe fait gueres fentir qu'aux étrangers, qu'il avertit du danger qui les menace. Les naturels, comme les étrangers, éprouvent feulement des maux de tête; & s'ils ne quittent pas immédiatement la chambre, ce qui ne leur eft pas toujours aifé, à caufe de l'engourdiffement de tous leurs membres, ils perdent bientôt tout fentiment. Leur état eft tel que s'ils paffent une heure fans fecours, tous ceux qu'on leur donne enfuite, font fouvent inutiles. La méthode que les Ruffes emploient pour les rappeller à la vie, eft celle-ci : ils portent le malade dehors, l'étendent fur la neige, fans autre couverture que fes habits. On lui frotte les tempes & la poitrine avec de la neige; on verfe de l'eau froide ou du lait fur fon eftomac, & l'on continue les frictions avec de la neige, jufqu'à ce qu'il ait repris fa couleur naturelle & le fentiment. On guérit le mal de tête qui refte encore, en appliquant fur le front un cataplafme de pain noir, détrempé dans du vinai-

vre. On peut obferver, en paffant, com-
bien différent entr'elles les méthodes
employées pour rappeller à la vie un
noyé, & un homme fuffoqué par la fumée du charbon. On emploie pour le
premier l'application intérieure & extérieure de la chaleur, & pour le fecond
celle du froid. On peut répondre que
l'application du froid produit la chaleur,
& cela eft confirmé en effet par la maniere dont les Ruffes rétabliffent la cir-
culation dans un membre gelé, en le
frottant avec de la neige. Mais ce qui
eft fingulier, dans le cas des perfonnes
fuffoquées par des vapeurs nuifibles,
c'eft que leur corps eft beaucoup plus
chaud dans le moment où on les porte
hors de la maifon, que lorfqu'ils ont repris le fentiment; leur couleur naturelle
eft entiérement revenue, & la neige &
l'eau ont anéanti le principe qui leur
nuifoit ».

*Sur le Lemithochorton, plante vermifuge
dont le nom eft dérivé du grec Lemitha,
ver inteftinal, & Chorton, herbe.*

39. Le Lemithochorton, fpécifique
contre les vers de toute efpece, n'eft
ni un fecret, ni une compofition; c'eft

une plante marine, telle que la nature l'a produite, reconnue vermifuge spécifique par les Médecins des Hôpitaux militaires, & par les obfervations des meilleurs Médecins de France; elle eft auffi le plus puiffant abforbant, carminatif, ftomachique & antiputride.

Non-feulement elle guérit les maladies vermineufes, en faifant rendre les vers par les felles dans l'efpace de vingt-quatre heures, mais prife comme préfervatif, elle détruit auffi le germe de ces infectes, & prévient les fâcheux accidens qui en réfultent. On ne voit plus dans les pays où l'ufage de cette plante eft introduit, les enfans fi fouvent attaqués de fievres irrégulieres, d'épilepfies, & enfin de toutes les maladies vermineufes. Propre à abforber les acides de l'eftomac, ce remede corrige l'acrimonie des humeurs, & réfifte à la putridité : il chaffe les vents par le bas, & calme les coliques. Il arrête les vomiffemens habituels; il détruit les maux de cœur, & produit de très-bons effets dans les maladies hiftériques, ou vapeurs des femmes, autrement dites, lorfqu'elles viennent d'un dérangement d'eftomac, ou par foibleffe du même vifcere. Dans les fievres putrides, où les vers jouent le plus grand rôle, le lemithochorton eſt d'une grande reſſource ; la quantité de vers qu'il a fait rendre, a ſouvent décidé de la guériſon du malade. Dans les maladies de langueur, & dans les longues convaleſcences, il a produit des effets merveilleux, en rétabliſſant les fonctions de l'eſtomac. On l'adminiſtre dans tous les périodes de la maladie, même pendant la fievre, ſans craindre d'inconvénient. Les enfans prennent des infuſions de cette plante ſans répugnance, puiſqu'on la donne avec du ſucre, qu'on la fait entrer dans les alimens de leur goût.

L'envie & la jalouſie avoient fait décrier ce remede. Mais l'on ſait pertinemment que dans le plus grand nombre des villes du Royaume, les Médecins, les Chirurgiens, & les gens de l'art déſintéreſſés l'adminiſtrent avec la plus grande confiance, & dans tous les cas ſuſmentionnés. Nous l'annonçons de

On le prépare en infuſion ou en décoction. En infuſion, on le met dans l'eau chaude le ſoir, & on le laiſſe infuſer juſqu'au matin, le pot bien couvert ; on le chauffe enſuite de nouveau ; on le paſſe à travers un linge avec expreſſion, on ajoute du ſucre ou du ſyrop,

& on le fait prendre à jeun : une heure
après on peut déjeûner. On peut aussi
pétrir de la farine & du sucre avec cette
infusion, en faire une pâte liquide, la
frire en forme de beignets avec de l'huile
ou du beurre, les bien sucrer & les manger ; l'effet en est aussi merveilleux.

La décoction se fait en faisant bouillir
la plante deux ou trois minutes ; on la
laisse refroidir bien couverte ; on la passe
par expression, & on y ajoute du sucre
pour la prendre ; quelquefois on en met
dans une omelette, ou dans la soupe
en substance.

Pour un enfant jusqu'à l'âge de dix-
huit mois, d'une once on peut en faire
douze prises. Pour un enfant jusqu'à
l'âge de quatre ans, l'once fait huit prises. De quatre ans jusqu'à dix, on fait
six prises. Au dessus de cet âge, l'once
fait quatre prises. On peut augmenter
ou diminuer la dose, selon la constitu-
tion & le tempérament. La quantité d'eau
doit être une petite tasse à café pour un
homme, & moins à proportion pour les
autres âges.

Apozeme contre la Néphrétique, & les obf-
truétions des Vifceres.

40. Prenez racines d'arrete-bœuf &
d'afperge, de chacune demi-once, feuilles de chichorée, de pimprenelle &
d'aigremoine, de chacune demi-poignée,
femences de cerfeuil, & d'herbe aux
perles de chacune une demi-pincée, des
fleurs de fureau une pincée; faites cuire
le tout dans 8 onces d'eau de fontaine,
délayez dans cette décoction une demi-
once de fyrop des cinq racines apéritives pour un apozeme, à prendre le
matin pendant 8 jours; cet apozeme eft
indiqué dans la néphrétique, les obftruétions du foie, de la ratte & des autres vifceres, où il eft queftion de fondre & de diffoudre un *fang épaiffi.*

Contre le Flux Céliaque.

41. Prenez des racines d'*enula cam-*
pana, de gramen, de falfepareille dé-
coupées mince, de chacune demi-once,
des feuilles de *camphorata,* de fanicle,
de verge dorée de chacune demi poignée, des femences contre vers un gros;
faites bouillir le tout dans 8 onces de
décoction d'orge entier; faites diffoudre
dans

dans la colature une once de fyrop de
capillaire pour un apozeme, à prendre
pendant fept ou huit jours, en fe pur-
geant au commencement & à la fin avec
la rhubarbe, les tamarins & le fyrop de
chicorée compofé.

Contre les Hémorrhagies, le Vomiffement & le flux de Sang.

42. Prenez racines de biftorte, de
tormentille & de grande confonde de
chacune demi once: feuilles de bourfe-
à-pafteur & de mille-feuille de chacune
une demi-poignée; rofes rouges une pincée, faites cuire le tout dans une fuffifante quantité d'eau de fontaine, jufqu'à
la réduction de fix onces; ajoutez à la
décoction deux onces de fuc d'ortie bien
purifié, fix gros de fyrop de coings;
faites un apozeme à prendre le matin
pendant 3 jours de fuite, pour arrêter
les hémorrhagies, le vomiffement & le
flux de fang.

Contre les Pâles Couleurs.

43. Prenez des racines de garance &
de grande chélidoine de chacune une
once; des feuilles de chélidoine, de
petite centaurée & d'abfynthe de cha-

C

cune une demi-poignée, de la canelle deux scrupules, du safran dix grains, que vous ferez cuire dans une chopine d'eau de fontaine; vous délayerez dans la colature deux onces de syrop des cinq racines apéritives pour un apozeme à diviser en trois doses à prendre le matin pendant 8 jours.

Contre l'acrimonie du Sang, la Phtysie, l'Asthme & les Ulceres du Poumon.

44. Prenez racines de guimauve une once; feuilles de capillaire, de pied-de-chat de chacune une poignée; fleurs de pas-d'âne & de violettes de chacune une pincée; semences de pavot blanc broyées & suspendues dans un nouet une demi-once; faites bouillir le tout dans 8 onces d'eau de fontaine; délayez dans la décoction une once de syrop de capillaire pour un apozeme à prendre tous les matins pendant 8 jours.

Contre l'Inappétence en cas d'obstruction.

45. Prenez des racines d'asperges, de *bruscus* & d'eryngium de chacune une once; feuilles de dent-de-lyon, d'aigremoine, de capillaire & d'absynthe de chacune une poignée; semences de

fenouil & crême de tartre de chacune deux gros, fleurs de tamarisc & de sureau de chacune une pincée; faites-les bouillir dans une livre & demi d'eau de fontaine pour un apozeme à diviser en trois doses à prendre trois jours de suite; vous ajouterez à chaque dose une goutte d'essence de citron.

Apozeme rafraîchissant dans les maladies Aiguës.

46. Prenez feuilles de bourrache, de bette, de buglosse, de poirée, de chicorée blanche lavée & coupée de chacune demi-poignée; faites-les bouillir dans 3 chopines d'eau commune, que vous réduirez à une pinte; ajoutez à la décoction une once de syrop de violettes; prescrivez cet apozeme tiede à la dose d'un verre de trois heures en trois heures.

Contre la suppression des Mois.

47. Prenez des racines de chiendent & de garance de chacune une once; feuilles de dent-de-lion, de pimprenelle, de capillaire de chacune une pincée, sené mondé & rhubarbe de chacune deux gros, trochisques d'agaric &

crême de tartre de chacune un gros &
demi ; faites bouillir le tout dans une
chopine d'eau de fontaine pour un apozeme que l'on partagera en trois parties, l'on ajoutera à chacune d'elles une
once de fyrop rofat compofé.

Contre la Pleuréfie & la Peuripneumonie.

48. Prenez feuilles de bourrache, de
buglofse, de chicorée fauvage de chacune une poignée ; lavez les herbes, &
faites-les bouillir dans trois chopines
d'eau, que vous réduirez à une pinte,
ajoutez à la décoction une once & demi
de fyrop de guimauve pour un apozeme
à prendre tiede de trois heures en trois
heures à la dofe d'un grand verre.

Contre la Néphrétique, & les obftruftions des Vifceres.

49. Prenez des racines d'arrete-bœuf,
de chiendent & de perfil de chacune une
once, de la racine extérieure de chaufse-
trappe une demi-once, des bayes de genievre concafsées deux gros, des fleurs
de mille-pertuis deux pincées, du bon
vin blanc un pot, laifsez tremper le tout
enfemble pendant 24 heures dans un
vaifseau de verre bien bouché, enfuite

coulez & délayez dans la colature 4 onces de sucre, après quoi passez le tout
par une chausse de drap, & le gardez
pour l'usage, la dose est de 7 onces le
matin, & autant le soir.

Apozeme pectoral adoucissant.

50. Prenez de l'orge mondé une demi-
once; feuilles de bourrache, de capillaire, de tussilage, de pulmonaire maculée de chacune demi-poignée; faites
bouillir le tout dans deux pintes d'eau
commune, que vous réduirez à trois
chopines, ajoutez de la racine de guimauve lavée deux gros, fleurs de tus-
filage, mauve de chacune une pincée;
retirez le vaisseau du feu, & laissez le
tout infuser pendant un quart d'heure,
ajoutez à la décoction une once & demi
de syrop de capillaire, faites un apozeme
à prendre tiede de deux heures en deux
heures, à la dose d'un verre pour la
sécheresse de poitrine, & la toux opiniâtre.

Contre l'Apoplexie & le Catharre.

51. Prenez une demi-once de racines
de benoitte, des feuilles d'hyssope, de
thym de chacune demi-poignée, se-

mences de pivoine demi-gros, tartre
vitriolé 20 grains, faites cuire le tout
dans une suffisante quantité d'eau de fontaine jusqu'à la réduction de 5 onces ;
on ajoutera à la colature une once de
syrop de melisse pour un apozeme, à
prendre dans les maladies susdites.

Apozeme connu sous le nom vulgaire de
Bouillon-Rouge.

52. Prenez racines & feuilles de chicorée sauvage, de pissenlit, de fraisier,
de bourrache & de buglosse de chacune
une poignée, racines d'oseille & de
chiendent de chacune deux onces, feuilles d'aigremoine une poignée, faites
bouillir dans 9 pintes d'eau commune,
pour faire un apozeme rafraîchissant.

Contre le Scorbut, la Jaunisse & la Syn-
cope.

53. Prenez des racines de persil, de
grand raifort de chacune demi-once, des
feuilles de cochlearia, de beccabunga,
des sommités de houblon de chacune
demi-poignée, une pincée de fleurs d'o-
range, faites-les cuire dans une suffisante
quantité d'eau de fontaine, jusqu'à la
réduction de 6 onces, dans lesquelles

vous ferez infuſer 20 grains de canelle, vous y ajouterez une demi-once de ſyrop de kermès, une once d'eau de fleurs d'orange pour un apozeme clarifié & aromatiſé, propre à atténuer le ſang trop épaiſſi.

Apozeme Diurétique.

54. Prenez décoction de feuilles & de tiges de bardane deux livres; délayez-y ſyrop des cinq racines apéritives deux onces, faites un apozeme diurétique à prendre de tems en tems.

Contre la Suppreſſion Menſtruelle.

55. Prenez racines de fenouil, d'ache & d'aſperges de chacune demi-once, feuilles de ſabine, de pimprenelle, d'armoiſe & de ceterach de chacune une poignée, faites cuire le tout dans deux livres d'eau de fontaine pour un apozeme clarifié & aromatiſé avec deux gros de canelle, un ſcrupule de ſafran pour 4 doſes à prendre le matin, quatre jours avant le tems des regles.

Apozeme vulnéraire contre les Hémorrhagies, & les Ulceres Internes.

56. Prenez racines de garance, de tormentille & de biſtorte de chacune

une once, feuilles de lierre terreftre, de véronique, de mille-feuilles & de verge d'or de chacune une poignée, fommités fleuries de mille-pertuis & de pafquerette, auffi de chacune une poignée, faites bouillir le tout dans une fuffifante quantité d'eau commune réduite à 4 livres, délayez dans la décoction fyrop de rofes fait avec le miel deux onces; faites un apozeme vulnéraire, dont la dofe eft d'une once, de 3 heures en 3 heures, pour délayer les ulceres internes, & arrêter les hémorrhagies.

Apozeme Anti-Scorbutique.

57. Prenez racines de raifort fauvage, de petite fcrophulaire, d'aulnée & d'ofeille de chacune demi-once; feuilles de fumeterre, de beccabunga, de creffon de fontaine de chacune une poignée; fommités de pin & de fapin, fleurs de petite centaurée & de geneft de chacune une pincée; graines de raquette, d'ancholie, de genievre pilées de chacune un gros; faites bouillir dans 6 pintes d'eau commune réduite à 5, ajoutez fur la fin petite joubarbe deux pincées, herbe aux cuillers une poignée, paffez & confervez cet apozeme pour l'ufage.

La dose est de 6 onces alliées avec une demi-once de syrop de limon, à prendre 4 fois le jour dans le scorbut.

Apozeme apéritif.

58. Prenez orge entière bien lavée une poignée, racines de chiendent, de petit houx & de chicorée de chacune une once, faites bouillir le tout dans 4 livres d'eau commune réduites à 3 livres, ajoutez sur la fin feuilles de pissenlit, de scolopendre de chacune une poignée, réglisse ratissée & concassée 3 gros : faites un apozeme apéritif, à prendre par verres de trois heures en trois heures.

Apozeme rafraîchissant, humectant, épaississant & adoucissant.

59. Prenez racines de chicorée, d'oseille, de nenuphar de chacune une once ; feuilles de laitue, de pourpier, d'oseille, de buglosse & de chicorée blanche de chacune une poignée, fleurs de violette & de bourrache de chacune une pincée ; faites bouillir dans deux livres d'eau commune réduites à une livre & demi, ajoutez sur la fin une once des 4 grandes semences froides

C 5

enfuite délayez dans la décoction fyrop
de nenuphar & de guimauve une once;
faites un apozeme pour 4 dofes à prendre de 4 heures en 4 heures pour rafraîchir, humecter, épaiffir & adoucir.

Contre le Crachement & le Vomiffement de Sang.

60. Prenez des racines de quinte-feuille,
de biftorte & de tormentille de chacune
une once; des feuilles de renouée, de
plantain, de mille-feuille & d'ortie grief-
che de chacune une poignée; des fleurs
de rofes rouges deux pincées, faites
bouillir le tout dans 6 livres d'eau commune, à la confomption du quart, paffez-le par un linge avec une légere expreffion, & édulcorez chaque livre de
décoction avec une once de fyrop de
rofes rouges, ou de grande confoude
pour un apozeme dont on donnera 3
ou 4 gobelets tiedes par jour.

Contre la Gravelle.

61. Prenez racines d'afperges & d'arrete-bœuf de chacune demi-once; feuilles d'aigremoine, de pimprenelle & de
chicorée de chacune demi-poignée; femences de gremil, de cerfeuil & de ca-

rotte fauvage de chacune une pincée, fleurs de houblon demi-pincée ; faites cuire le tout dans 8 onces d'eau de fontaine, l'on délayera dans la décoction une once des cinq racines apéritives pour un apozeme, à prendre le matin, ce qu'on réiterera pendant neuf ou dix jours.

Bains dans la Paralyfie.

62. Prenez racines de lys & de guimauve de chacune 3 livres ; feuilles de mauve, de pariétaire, de prime-vere, de fenecon & de violettes de chacune un faifceau : femences de lin nouées dans un fachet une livre ; fleurs de camomille & de melilot de chacune 3 poignées ; faites cuire le tout felon l'art dans une fuffifante quantité d'eau de riviere, pour un bain que le malade prendra pendant 15 jours, depuis 3 heures après midi jufqu'à quatre dans la paralyfie.

Lotion pour procurer le Sommeil.

63. Prenez dix têtes vertes de pavot blanc, des feuilles de la même plante, de laitue & d'anet récentes, des pampres de vigne de chacune une poignée ; faites cuire le tout dans une fuffifante quantité d'eau de fontaine pour une lo-

tion, dont on fe lavera les pieds & les mains avant d'entrer au lit, pour procurer le fommeil.

Bain émollient contre la Squinancie.

64. Prenez vinaigre de fureau, de rofes, de foucy de chacune une once ; avec eau diftillée de fureau fix onces ; faites chauffer le tout, & déterminez-en la valeur dans le gofier au moyen d'un entonnoir.

Bain Aromatique.

65. Faites bouillir dans fuffifante quantité d'eau de riviere une ou plufieurs des plantes fuivantes; telle que le laurier, le thym, le romarin, le' ferpolet, l'origan, la marjolaine, la lavande, l'aurone, l'abfynthe, la fauge; le pouliot, le bafilic, le baume, la menthe fauvage, l'hyffope, les rofes, les œillets, la giroflée, la méliffe, l'anis, le fenouil, & plufieurs autres herbes qui ont une odeur agréable. Quand on aura paffé les plantes, on ajoutera à l'eau un peu d'eau-de-vie fimple, ou d'eau-de-vie camphrée. Ce bain eft excellent pour fortifier les membres, diffiper les douleurs qui proviennent d'une caufe froide,

augmenter la tranfpiration, & faire exhaler au corps une odeur agréable.

Baume Anodin.

66. Prenez du favon d'alicant une once, de l'opium une demi-once, du camphre fix gros, du fafran un gros, de l'efprit de vin reĉifié 8 onces, digérez le tout pendant 8 jours & exprimez, vous en frotterez les parties attaquées de douleurs rhumatifantes.

Baume Apoplétique de M. Quefnay.

67. Prenez huile diftillée de gérofle, de lavande, de citron, de marjolaine, de menthe, de romarin, de fauge, de bois de rhode de chacune 12 goûttes, de bitume de Judée deux gros, de l'huile exprimée de noix mufcade une once, du baume du Pérou fuffifante quantité pour faire un baume en confiftence de miel, qu'on appliquera fur les narines & les tempes.

Baume de Géoffroy contre les Rhumatifmes.

68. Prenez du baume nerval & d'opodeltoch de chacun 2 onces, baume de fioraventi, baume tranquille de chacun une once, efprit de fel ammoniac

de chacun 8 gros, faites un bol dont
on frottera les parties malades.

Baume excellent pour se garantir de la
Peste.

69. Vous prendrez douze racines de
scorsonere, & autant de salsifi noires,
vous les raclerez bien; vous les ferez
cuire dans 3 pintes de vin blanc, en
sorte que le pot soit bien couvert, de
peur d'une trop grande évaporation des
esprits; ces racines étant bien cuites,
vous coulerez la liqueur dans un linge
en pressant un peu, vous y ajouterez
ensuite le jus de 12 citrons, du gingembre, du clou de girofle, du cor-
damomum, du bois d'aloës de chacun
une demi-once; le tout étant bien concassé, vous y joindrez une once ou environ de chacune des herbes suivantes :
feuilles de rhue, de sureau, de ronce
& de sauge franche; vous ferez bouillir tout cela ensemble à petit feu, jusqu'à la diminution du quart; vous le
coulerez promptement dans un linge
double ou à la chausse, & après l'avoir
mis dans un bocal de verre bien bouché, vous vous en servirez au besoin;
vous en boirez par exemple à jeun tous
les matins dans le tems de peste pen-

dant 9 jours le tiers d'un demi-feptier, par ce moyen vous ferez à l'épreuve du mauvais air, quand même vous fréquenteriez les peftiférés. Ceux qui feront déja attaqués de mal contagieux, ajouteront à ce breuvage le jus d'une racine de buglosse & de scabieuse, qu'ils délayeront avec de la bonne thériaque ; & ceux qui auront le charbon, pileront des feuilles de ronce, de sureau, avec graine de moutarde, & en feront une efpece de cataplasme fur le charbon.

Bol contre les Fleurs-Blanches.

70. Prenez des femences de chardon-marie & de chardon-bénit pulvérifés de chacune un gros ; faites avec une fuffifante quantité de conferve d'abfynthe un bol, à prendre contre les fleurs blanches.

Pour faire fortir l'arriere-faix après l'accouchement.

71. Prenez racines d'ariftoloche ronde pulvérifée un demi-gros, fafran 15 grains, effence de canelle une goutte, faites avec une fuffifante quantité de conferve d'abfynthe, un bol pour faire fortir l'arriere-faix après l'accouchement.

Bol Purgatif.

72. Prenez racines d'éfule un demi-gros ou deux fcrupules, crême de tartre pareille quantité, mercure doux 20 grains, avec une fuffifante quantité de conferve d'abfynthe ou de marmelade de fleurs d'orange pour en faire un bol, auquel on peut ajouter quelques gouttes de baume du Pérou.

Contre la Colique néphrétique.

73. Prenez femences de mille-pertuis un gros, conferve d'abfynthe fuffifante quantité pour faire un bol contre la colique néphrétique.

Contre la Dyffenterie.

74. Prenez laudanum un grain, femences de *fophia Chirurgorum* un gros, avec la conferve de rofes, faites un bol.

Contre les obftructions des Vifceres.

75. Prenez de l'extrait de véronique mâle & de génievre de chacune deux fcrupules; mêlez le tout pour un bol à prendre dans les obftructions des vifceres, & dans les embarras du poumon.

Pour faire sortir de la Matrice l'Enfant mort.

76. Prenez des sommités de pulegium & des feuilles de sabine de chacune un scrupule, aloës un demi-gros, avec une suffisante quantité de pulpe de casse, faites un bol.

Autre pour le même sujet.

77. Prenez des feuilles de sabine séchées & pulvérisées un demi gros, de la canelle, de la myrrhe, de l'assa fœtida, & du dictamne de crete de chacune 10 grains, avec suffisante quantité de conserve de soucy, faites un bol à prendre à l'instant.

Contre la Dyssenterie & le Flux de Ventre.

78. Prenez racines de bistorte en poudre un demi-gros; conserve de roses un gros, syrop d'épine vinette suffisante quantité; mêlez, faites un bol pour fortifier l'estomach, & pour chasser le gravier.

Autre contre les mêmes maladies.

79. Prenez de la racine de quintefeuille en poudre un demi-gros, de la

conserve de roses rouges un gros; du syrop de consoude une suffisante quantité, mêlez pour un bol astringent contre le flux de ventre & la dysscenterie.

Contre les Fievres intermittentes.

80. Prenez des sommités de petite centaurée en poudre un demi-gros, avec la pulpe de casse, faites un bol à réitérer souvent,

Bol cordial & stomachique.

81. Prenez racines seches d'aunée réduite en poudre un gros, miel de genievre suffisante quantité; mêlez, faites un bol pour fortifier l'estomach, chasser les graviers, & exciter l'expectoration.

Contre la Peste & les Fievres malignes.

82. Prenez besoard minéral dix grains, os de cœur-de-cerf 5 grains, poudre de perle un scrupule; avec une suffisante quantité de conserve de roses, faites un bol à prendre contre la peste & les fievres malignes.

Contre l'Asthme humide, ou la Toux invétérée.

83. Prenez des semences de persil deux

gros, pilez & incorporez la poudre avec une suffisante quantité de miel blanc, pour un bol à partager en quatre doses à prendre en deux jours, l'un le matin à jeun, & l'autre en se couchant dans l'asthme humide ou la toux invétérée.

Contre les Fievres tierces, doubles-tierces, & quartes.

84. Prenez pulpe de casse demi-once, diaphénic deux gros, résine de jalap six grains, crême de tartre deux scrupules pour plusieurs bols.

Contre le Crachement de sang, & contre la Phtysie pulmonaire.

85. Prenez de la poudre de pimprenelle séchée à l'ombre une demi-once, incorporez-la avec une suffisante quantité de syrop de guimauve, pour prendre le matin en bol à la dose d'un gros & demi dans du pain à chanter contre le crachement de sang, & la phtysie pulmonaire.

Contre la Gonorrhée.

86. Prenez demi-once de pulpe de casse, deux gros de thérébentine lavée dans de l'eau de rose, quinze grains de

mercure doux, jalap en poudre 12 grains, faites plufieurs bols à prendre de tems en tems.

Contre l'Hydropifie.

87. Prenez fuc d'iris purifié demi-once, jalap en poudre 15 grains, avec le fuc & la réglifle, faites un bol à pren-dre dans l'hydropifie afcite.

Contre la Jaunifle.

88. Prenez racines de garance en pou-dre un gros, fafran de mars apéritif 12 grains, aloës fuccotrin deux fcrupules, avec une fuffifante quantité de fyrop des cinq racines apéritives, faites un bol à prendre le matin.

Contre la Paffion hiflérique.

89. Prenez des fommités de matri-caire & de tanaifie en poudre de cha-cune un fcrupule, crême de tartre un gros; avec la conferve de fleurs de ca-lendule faites un bol.

Contre les fuites de Couche.

90. Prenez racines d'ariftoloche ronde, & difdamne de crete en poudre de cha-cune un demi gros, fafran oriental 20 grains, avec fuffifante quantité de pulpe

de caſſe, faites un bol pour procurer
l'écoulement des vuidanges, & la ſortie
de l'arriere-faix retenu.

Contre les Vers.

91. Prenez rhubarbe en poudre demi-
gros, ſemences de rhue un ſcrupule,
mercure doux 20 grains, avec la conſerve de roſes, faites un bol contre les
vers.

Contre la ſuppreſſion des Mois & des Urines.

92. Prenez de la ſemence d'ancholie
miſe en poudre un gros, ſafran & myrrhe en poudre de chacune 10 grains,
avec un peu de conſerve de fleurs de
ſoucy, faites un bol à prendre dans la
ſuppreſſion des mois & des urines.

Contre l'Hydropiſie.

93. Prenez racines d'arum en poudre
un gros, avec une ſuffiſante quantité
de caſſe récente, faites un bol à prendre dans l'hydropiſie.

Contre la Paſſion hiſtérique.

94. Prenez un demi-gros de racines
de bryone en poudre, 20 grains de
crême de tartre, avec une ſuffiſante quan-

tité de caffe récente, faites un bol à prendre dans la paffion hiftérique.

Contre l'Hydropifie afcite, & la fuppreffion d'Urine.

95. Prenez fuc d'iris purifié une demi-
once, pulpe de caffe une once, racines de bryone en poudre un demi-gros,
faites des bols à prendre contre l'hydropifie afcite, & la fuppreffion d'urine.

Contre la Cachexie & les Fievres inter-mittentes.

96. Prenez racines d'iris en poudre
une demi-once, crême de tartre un
demi gros, avec une fuffifante quantité
de caffe récente, faites un bol contre
la cachexie & les fievres intermittentes.

Bol purgatif.

97. Prenez 8 grains de laureole féchés & mis en poudre, avec une fuffifante quantité de pulpe de caffe, faites
un bol.

Contre la Pierre.

98. Prenez un gros de nöyaux de
neffles mis en poudre, des bayes de genievre, de la poudre *diatraganthi frigidi*

de chacune un demi-gros, avec une suffisante quantité de caffé récente, faites un bol pour ceux qui ont la pierre.

Vermifuge.

99. Prenez des semences de rhue & de tanaisie de chacune un scrupule, 12 grains de mercure doux, avec la conserve de fleurs de pêchers, faites un bol vermifuge.

Bougies d'Angleterre contre les maladies de l'Urethere.

100. Prenez diachylon fait avec la poix de Bourgogne deux onces, mercure une once, antimoine crud en poudre une demi-once, faites des bougies selon l'art.

Bouillon contre l'effervescence du Sang.

101. Prenez des racines d'oseille & de fraisier de chacune une once, feuilles d'oseille, d'endive & de laitue de chacune demi-poignée, avec un morceau de veau & une poule, faites un bouillon auquel vous ajouterez une demi-once de sel de prunelles.

Contre la Paſſion iliaque.

102. Prenez des racines de chicorée & de bugloſſe de chacune une once, feuilles de chicorée, de laitue, de bugloſſe & d'aigremoine de chacune demi-poignée, que vous ferez cuire avec un jaret de veau, & un quartier de poule pour un bouillon.

Contre la Jauniſſe & les obſtructions de Foie.

103. Prenez bouillon de poulet une livre, ſommités de marrube deux poignées, faites bouillir légérement, délayez dans la colature un gros de terre-folié de tartre.

Contre l'Hydropiſie, le Scorbut & la Cachexie.

104. Prenez des racines de grand raifort une once; feuilles de mouron d'eau, de creſſon de jardin, & d'herbe aux cuillers de chacune demi-poignée, avec un morceau de veau, faites un bouillon à prendre dans l'hydropiſie, le ſcorbut, la cachexie, & réitérez ſouvent.

Contre

Contre les Obstructions.

105. Prenez racines de petit houx &
d'asperges de chacune une once, feuilles de chicorée, de pimprenelle & de
ceterach de chacune une demi-poignée,
faites-les cuire avec une poule, ou un
morceau de mouton pour un bouillon,
à prendre le matin pendant 15 jours.

Autre.

106. Prenez safran de mars apéritif
demi-once, séné-mondé & rhubarbe
de chacun deux gros, jalap un gros &
demi, sel d'absynthe un gros, mettez
le tout en poudre, & mêlez-le pour
en prendre tous les matins 2 scrupules
pour un bouillon.

Bouillon de Veau composé.

107. Prenez poumons & cœur de
veau coupé en plusieurs petits morceaux, 12 limaçons, 9 écrevisses de
riviere, trois poignées de cerfeuil, autant de lierre terrestre, de la raclure
d'ivoire, de corne-de-cerf de chacune
une once, de l'eau de chicorée une
livre & demi, mettez le tout dans un
vase d'étain bien bouché, faites les bouil-

D

lir pendant 5 heures au bain marie; la
dose est de 3 cuillerées dans un bouillon, 3 fois par jour.

Contre l'Hydropisie, la Jaunisse & les Pâles Couleurs.

108. Prenez des racines de petit houx,
d'asperges, d'arrête-bœuf & de garance
de chacune une demi-once; feuilles d'aigremoine, de pimprenelle & de capillaire de chacune une demi poignée;
fleurs de souci une pincée, avec un
morceau de veau; faites un bouillon
à prendre le matin dans l'hydropisie,
la jaunisse & les pâles couleurs; ce que
vous réitérerez pendant 8 ou 9 jours.

Contre le Pica.

109. Prenez des racines d'asperges &
de bruscus de chacune une demi-once,
feuilles de chicorée, d'aigremoine, cerfeuil de chacun demi - poignée, faites
cuire le tout avec un morceau de mouton ou une poule pour un bouillon à
prendre tous les matins pendant 9 ou
10 jours.

Bouillon de Viperes pour purifier la masse du sang.

110. Prenez une vipere en vie, coupez-lui la tête & la queue, écorchez-la, ôtez les entrailles, & gardez à part le cœur & le foie; vous la briserez dans un mortier de marbre, vous la mettrez ensuite, ainsi brisée, avec le cœur & le foie dans un vase de terre, dans lequel vous ajouterez une livre d'eau, & le vase étant bien bouché avec son couvercle, vous le ferez cuire pendant 2 heures pour un bouillon qu'on prendra 15 jours de suite.

Contre les obstructions de la Ratte.

111. Prenez feuilles d'adiante & de ceterach de chacune une poignée; sel végétal un demi-gros; avec un morceau de collet de mouton : faites un bouillon à prendre pendant 8 ou 9 jours dans les obstructions de la ratte.

Contre le Scorbut & la Cacochymie.

112. Prenez racine de grand raifort une once, feuilles de beccabunga, de cresson, de cochlearia de chacune une poignée, faites-les cuire avec un mor-

ceau de mouton au bain-marie dans un vaisseau bien bouché, pour un bouillon à prendre le matin pendant 9 ou 10 jours.

Contre la Diarrhée des enfans.

113. Prenez gomme arabique un gros; délayez dans un bouillon ordinaire.

Contre le Crachement de sang & les Hémorrhagies.

114. Prenez des feuilles de bugloffe, de pourpier, de plantain & de pulmonaire de chacune demi-poignée : faites une décoction avec un morceau de veau, auquel vous ajouterez 2 onces de suc de bugloffe, pour prendre pendant 15 jours dans les hémorrhagies & le crachement de sang.

Contre la Colique venteuse.

115. Prenez racines de carvi demi-once, de ses semences deux gros, faites les cuire avec un morceau de mouton, ou une poule pour un bouillon à prendre dans la colique,

Bouillon dans les Fievres ardentes, l'in-
flammation des inteftins, la difficulté
d'uriner, & la violente fermentation du
fang & des humeurs.

116. Prenez un jeune poulet, coupez-lui les extrêmités, vuidez-le & l'é-
corchez; rempliffez le enfuite d'une once
des 4 femences froides majeures, ajoutez-y quelquefois une cuillerée de ris,
ou d'orge-mondé, & même 10 ou 12,
lorfqu'on veut le rendre plus humec-
tant & plus nourriffant, faites enfuite
bouillir le poulet dans 4 ou 6 livres
d'eau, c'eft à-dire, 2 ou 3 pintes à la
confomption du tiers, coulez le bouillon avec expreffion, & faites en prendre aux malades 3 ou 4 verres pendant
la journée, entre les bouillons ordinaires.

Bouillon rafraîchiffant.

117. Prenez de la rouelle de veau
une demi-livre, faites-la cuire dans 3
chopines d'eau, que vous réduirez à 2
bouillons; ajoutez à la derniere demi-
livre des feuilles de pourpier, de bourrache & de poirée de chacune une demi-
poignée, une laitue coupée en quatre;
paffez-le tout par un linge avec une

légere expreſſion, & partagez en deux
bouillons, à prendre l'un le matin à
jeun, & l'autre ſur les cinq heures du
ſoir.

Bouillon pectoral, adouciſſant.

118. Prenez un mou de veau, des
petits navets une douzaine, des feuilles de choux rouge & du pulmonaire
maculée de chacune 2 poignées, on a
à leur défaut feuilles de bourraches, de
bugloſſe & de chicorée blanche de chacune une poignée ; faites bouillir le tout
dans 3 pintes d'eau que vous réduirez
à 4 bouillons à prendre 2 par jour pendant la quinzaine ; ce bouillon convient
dans la toux & les maladies de poitrine.

Bouillon contre la Toux.

119. Prenez rouelle de veau une
demi-livre ; navets, carotte, porreaux
de chacune une livre ; faites cuire le tout
dans 3 chopines d'eau de fontaine, que
vous réduirez à une pinte ; exprimez
fortement & diviſez en deux bouillons ;
ajoutez à chaque bouillon une demi-
once de ſucre candy à prendre pendant
3 jours ſoir & matin contre la toux.

Bouillon apéritif.

120. Prenez racines de scorfonere, de barbe de bouc, de chervi, de persil & de chicorée lavées & ratissées de chacune deux onces, faites-les bouillir avec une livre de collet de mouton dans 3 chopines d'eau, que vous réduirez à 2 bouillons; passez ensuite le tout par un linge en exprimant fortement, & partagez en deux bouillons à prendre l'un le matin à jeun, & l'autre sur les 5 heures du soir; ce qu'on continuera pendant 15 jours; ces bouillons sont propres à purifier le sang.

Bouillon rafraîchissant & anti-scorbutique.

121. Prenez feuilles de *beccabunga*, cresson de fontaine, alleluia, oseille ronde de chacune deux poignées, rouelle de veau une livre, faites un bouillon au bain-marie après avoir bien fermé le vaisseau.

Bouillon relâchant & rafraîchissant.

122. Prenez feuilles de bette, de laitue, de pourpier, de cerfeuil, d'alleluia de chacune une poignée, faites cuire avec un poulet pour un bouillon.

D 4

Contre la Cachexie, les Obftructions, les Pâles-Couleurs & l'Hydropifie.

123. Prenez racines de bourrache, de bugloffe, de laitue & d'aigremoine de chacune une once; feuilles de bourrache, de bugloffe, de laitue & d'aigremoine de chacune une poignée; fel de prunelle un gros; faites cuire avec un poulet pour 2 bouillons à prendre matin & foir dans les obftructions, la cachexie, les pâles couleurs & l'hydropifie commençante.

Contre les Hémorrhagies.

124. Prenez un poulet d'une demi-livre, racines de grande confoude, de tormentille de chacune une once; faites bouillir dans fuffifante quantité d'eau commune pour 4 bouillons; ajoutez fur la fin feuilles de lierre terreftre, de cerfeuil, de pourpier, d'ortie, de plantain, d'herbe à robert & de farriette de chacune une poignée; prefcrivez les bouillons de 4 heures en 4 heures dans les hémorrhagies.

Contre les Dartres & Maladies de la Peau.

125. Prenez chair de veau une demi-

livre, racines de patience fauvage &
de grande bardane lavées & coupées
par tranches, de chacune une once;
faites bouillir le tout dans 3 livres d'eau
commune réduite à deux; ajoutez jeunes pouffes ou fommités de houblon, de
fumeterre de chacune deux poignées :
faites cuire pendant un quart-d'heure
pour 2 bouillons à prendre matin &
foir contre les dartres, & autres maladies de la peau.

Bouillon anti-épileptique.

126. Prenez de la racine de pivoine
mâle une demi-once, racines de chicorée fauvage & de fraifier de chacune
deux gros; feuilles de chicorée fauvage,
de laitue & d'aigremoine de chacune
une demi-poignée; fleurs de mélifle deux
pincées; faites bouillir le tout avec une
demi-livre de collet de mouton dans
3 chopines d'eau, que vous réduirez à
2 bouillons; paffez le tout par un linge
avec une légere expreffion, & partagez
en deux dofes à prendre 2 fois le jour
matin & foir pendant un mois.

Bouillon contre l'Hétifie.

127. Prenez orge mondé deux onces,

D 5

faites bouillir avec un morceau de collet de veau & un poulet; prescrivez la
colature en forme de panade liquide,
pour nourrir ceux qui font attaqués de
la consomption ou fievre hétique.

Autre contre la même maladie.

128. Prenez orge-mondé-lavé une
demi-livre; faites-le bouillir dans de
l'eau de fontaine très-pure, jusqu'à ce
qu'il soit crevé; passez l'eau au travers
de la chausse, & tirez la pulpe ou la
moëlle de l'orge par le moyen du tamis: faites-la épaissir jusqu'à consistence
de bouillie, & renfermez-la dans un vaisseau de terre bien bouché & placé dans
un lieu frais qui ne soit pas fort humide;
dissolvez 2 ou 3 cuillerées de cette pulpe
dans un bouillon, & faites cuire pendant une demi-heure en forme de pomade liquide; ajoutez un peu d'eau de
fleurs d'orange, & faites prendre cette
boisson au malade hétique 2 ou 3 fois
le jour.

Bouillon contre les Fleurs blanches.

129. Prenez feuilles d'orvale, d'ortie
morte, de pourpier, de cerfeuil de chacune une poignée; rouelle de veau une

demi-livre ; faites bouillir dans suffisante
quantité d'eau, pour 2 bouillons que
l'on prendra matin & soir.

Contre le resserrement du Ventre, & l'engorgement des Viscères.

130. Prenez chair de veau une demi-
livre ; racines de patience sauvage, &
polypode de chêne de chacune une once ;
faites bouillir dans 3 livres d'eau réduites
à la moitié, pour 2 bouillons à prendre l'un le matin & l'autre le soir, pour
le resserrement du ventre, & l'engorgement des viscères.

Bouillon émollient & rafraîchissant.

131. Prenez racines de patience sauvage & de guimauve de chacune une
once ; feuilles de patience de jardins,
de patience sauvage, de mauve, de
bette, de laitue, d'oseille, d'arroche
de chacune une poignée ; faites bouillir avec un morceau de veau dans suffisante quantité d'eau, pour 4 bouillons
émolliens & rafraîchissans.

Contre les maladies de la Peau.

132. Prenez chair de veau une demi-
livre ; écrevisses légèrement pilées au

nombre de 12 , racines de patience fauvage deux onces, aulnée une once;
bardane 2 onces ; faites bouillir dans
fuffifante quantité d'eau commune pour
2 bouillons ; ajoutez fur la fin feuilles
de patience fauvage, de fcabieufe, de
fumeterre, de cerfeuil de chacune une
poignée; faites prendre au malade matin
& foir pour les maladies de la peau.

Contre les Fleurs-Blanches.

133. Prenez de la poudre d'écorce
de chêne un gros; délayez-la dans 6
onces de lait de vache écrémé, & coulez enfuite pour un bouillon au lait, à
prendre chaud pendant 9 jours, le matin à jeun contre les fleurs-blanches.

Contre les douleurs Rhumatifantes & Gout-teufes.

134. Prenez de la racine de raifort
fauvage une once, du lait de vache une
chopine; faites bouillir le tout à la réduction d'un bouillon ; paffez-le enfuite
par un linge, pour une dofe à prendre
pendant un mois, une heure avant de
fe lever, dans les affections goutteufes
& rhumatifantes.

Contre le Rhume opiniâtre, & la Phtysie pulmonaire.

135. Prenez de la conferve de rofes feches une once; faites-la fondre dans une chopine de lait de vache, fur un feu doux fans bouillir; prenez le bouillon, qui fera répeté matin & foir pendant un mois dans le rhume opiniâtre & la phtyfie pulmonaire.

Bouillon anti-Scorbutique.

136. Prenez un poulet charnu ou un cœur de veau coupé par tranches bien lavées; faites bouillir le tout dans deux pintes d'eau, que vous réduirez à moitié, retirez le vaiffeau du feu, & ajoutez-y des feuilles de creffon 2 poignées; de beccabunga, de mouron d'eau & de cochlearia de chacune une poignée; de l'écorce d'orange feche & du fel d'abfynthe de chacune un gros; laiffez refroidir le vaiffeau bien couvert, & paffez enfuite le tout avec une légere expreffion, pour partager en 4 bouillons à prendre tiedes en 2 jours, matin & foir.

Bouillon contre le Crachement de sang,
la Douleur de poitrine, & les Insom-
nies.

137. Prenez de la racine de grande
consoude lavée une demi-once; des
feuilles de buglosse, d'aigremoine, de
pimprenelle & de ceterach de chacune
une demi-poignée; des 4 semences froides majeures suspendues dans un nouet
une demi-once; des fleurs de mauve &
de violette de chacune une pincée; joignez-y un poulet dont le ventre sera
farci d'orge & de semences de pavot
blanc; faites bouillir le tout dans 3 chopines d'eau, que vous réduirez à 2 bouillons; passez ensuite par un linge avec
expression, & partagez en deux doses
à prendre pendant 15 jours matin &
soir dans la toux opiniâtre, le crachement de sang, la douleur de poitrine
& les insomnies.

Contre les Obstructions.

138. Prenez racines de genêt épineux & d'asperges de chacune une once,
feuilles de chicorée, de pimprenelle &
de ceterac de chacune une demi poignée;
faites-les cuire avec une poule ou un

morceau de mouton, pour un bouillon
à prendre tous les matins pendant 15
jours.

Bouillon contre l'Inappétence.

139. Prenez des racines d'asperges
& de genest épineux de chacune demi-
once, feuilles de chicorée, d'aigremoine,
de cerfeuil de chacune demi-poignée ;
faites cuire le tout avec un morceau
de mouton ou une poule ; pour un
bouillon à prendre tous les matins pendant 9 ou 10 jours.

Boule Vulnéraire composée.

140. Prenez limaille de fer & pierre
hématite pulvérisée de chacune 3 onces, crême de tartre six onces, faites-
en une pâte avec le vin, que vous ferez digérer & sécher comme la boule
vulnéraire simple, dont nous rappor-
terons le procédé ci-après ; réitérez les
digestions & exsiccations, jusqu'à ce
qu'on n'apperçoive plus de fer, alors
mettez votre pâte sèche en poudre très-
subtile, mêlez-y exactement du mastic
en larmes, & du safran bien pulvérisé
de chacune une demi-once ; faites dif-
soudre dans le vin une once d'aloës,

autant de myrrhe ; arrofez vos poudres de cette diſſolution, & verſez par-deſſus du vin à la hauteur de 4 doigts : laiſſez le tout en digeſtion, remuant de temps en temps, puis évaporez la liqueur juſqu'à ſiccité : remettez la pâte en poudre, humectez-la avec de l'eaude-vie, & en formez des boules, que vous ferez ſécher pour garder. Dans ces boules le tartre diviſe le fer & la pierre hématite, qui eſt elle-même un fer ouvert. La partie huileuſe du vin raréfie le bitume du fer, & le rend parlà plus en état de conſolider les plaies & de les refermer : les gommes & les réſines qu'on y joint, ne peuvent encore qu'étendre le bitume de fer, & augmenter la vertu balſamique de cette boule par la leur propre.

Cette boule convient dans les obſtructions du foie, de la ratte & des autres viſceres ; elle eſt auſſi très-bonne dans la diſſenterie & les ulceres internes, & même les cas de putridité ; on prétend qu'elle ſoulage beaucoup les goutteux ; pour la prendre intérieurement, on la délaye 3 ou 4 fois dans un verre plein d'eau fraîche, juſqu'à ce que l'eau ait pris une couleur de vin, on boit cette eau en guiſe d'eau minérale, on peut encore la mêler avec du vin dans les repas, & avec de l'eau vulnéraire dans les cas de chûte & d'ulceres internes : ainſi préparée, on peut l'employer pour les ulceres extérieurs, quelquefois on la preſcrit dans les cas de phtyſie, & pour lors on l'aſſocie avec des infuſions de ſcabieuſe, de tuſſilage, de pied-de-chat. On reconnoit dans l'eau où on a détrempé cette boule, une vertu propre à faire paſſer les taches, la rougeur, la galle & autres maladies du viſage.

Boule de Beʒoard.

141. Prenez extrémités des pattes des écreviſſes de mer 4 onces, yeux d'écreviſſes de riviere, perles orientales, corail rouge de chacun une once, ſuccin blanc préparé, racine de contrajerva, de ſerpentaire de Virginie de chacun ſix gros, os de cœur de cerf 4 ſcrupules, beſoard oriental 3 ſcrupules, ſafran oriental deux ſcrupules, trochiſques de viperes une once ; faites une poudre que vous mêlerez avec de la gêlée de corne de cerf, pour en former des boules d'un ou de deux gros, que vous couvrirez de feuilles d'or. Ces boules ſont cordiaques, alexiteres & ſudorifiques,

elles conviennent dans les petites vé-
roles & rougeoles, de même que dans
toutes les fievres malignes, la dofe eſt
depuis un demi ſcrupule juſqu'à un demi-
gros.

Boules odorantes.

142. Prenez ſmagmate de Veniſe ſix
onces, ſtyrax calamite, benjoin de
chacun une demi-once, fleurs de marjolaine 4 ſcrupules; cloux de girofle
douze, eau de roſe de damas ſuffiſante
quantité pour pouvoir faire des boules
ſelon l'art. Ces boules ont une vertu
abſterſive, procurent une bonne odeur,
& fortifient les nerfs, on s'en ſert pour
laver les mains & les pieds.

Pommes d'ambre.

143. Prenez ſtyrax calamite ſix gros,
benjoin une once, labdanum deux gros,
ſantal blanc, cloux de girofle de chacun
un gros & demi, muſc, ambre gris de
chacun un demi-ſcrupule; fleurs de roſes de damas 4 ſcrupules, mucilage de
gomme tragacanthe, extrait dans l'eau
de roſes ſuffiſante quantité, faites une
maſſe ou pomme ſelon l'art; approchée
des narines, elle agite le ſang par ſon
odeur agréable, & fortifie le cœur.

Cataplasme contre le Phlegmon.

144. Prenez racines de guimauve &
de lys de chacune deux onces : feuilles
de branche ursine & de violettes de chacune deux poignées ; des semences de
lin une once ; des fleurs de camomille
& de melilot de chacune une pincée ;
faites-les bouillir dans une suffisante quantité d'eau ; les ayant ensuite pressées &
passées par le tamis, vous ajouterez à
la pulpe une suffisante quantité de farine d'orge, pour un cataplasme qu'il
faudra appliquer sur la partie phlegmo-
neuse, & renouveller souvent.

Cataplasme pour faire sortir l'Arriere-Faix & l'Enfant mort.

145. Prenez des feuilles d'armoise &
de matricaire de chacune deux poignées,
pilez-les & faites-les cuire dans une suffisante d'eau, les ayant passé par le tamis ; vous ajouterez à la pulpe une poignée de farine d'orge pour un cataplasme, qu'il faut appliquer sur le ventre
dans les accouchemens difficiles, pour
faire sortir l'arriere-faix & l'enfant mort.

Cataplafme contre l'Ouie dur.

146. Prenez de la pulpe d'oignon cuit fous la cendre, un peu de galbanum & d'huile de caftoreum, faites du tout fuivant l'art un cataplafme.

Cataplafine contre la Gravelle & le Calcul.

147. Prenez racines de guimauve 5 onces, femences de lin une once; faites les cuire dans une livre de lait de vache; les ayant broyées & paffées par le tamis, ajoutez à cette pulpe une fuffifante quantité d'huile de lin, pour un cataplafme que vous appliquerez fur le bas-ventre de ceux qui ont la pierre.

Cataplafme contre la Fievre ardente.

148. Prenez des feuilles de grande joubarbe, de plantain & de faule de chacune une poignée; après les avoir fait bouillir dans une fuffifante quantité de vinaigre, pilez-les avec une once de miel rofat pour un cataplafme à appliquer fur la région du cœur.

Cataplafme contre les Rhumatifmes.

149. Faites cuire un chou rouge juf- qu'à pourriture & prefque à fec, jettez-

y alors un demi-septier d'eau-de-vie,
pour réduire le tout en une espece d'onguent, dont vous ferez un cataplasme
pour appliquer chaudement sur la partie
souffrante.

Cataplasme contre les Hémorrhoïdes.

150. Prenez des racines d'orpin deux
onces; pilez les avec une suffisante quantité d'eau de rose, pour un cataplasme
qu'il faut appliquer sur les hémorrhoïdes; ou

Autre.

151. Prenez des limaçons calcinés &
réduits en cendres, incorporez avec du
saindoux, appliquez-les sur le mal; ou

Autre.

152. Prenez des mucilages de psyllium & de coings de chacune demi-once,
appliquez-les sur la partie malade; ou

Autre.

153. Prenez feuilles de jusquiame 4
poignées, semences de lin une once;
après les avoir broyées & passées par
le tamis, ajoutez à la pulpe une suffisante quantité de beurre frais pour un
cataplasme.

*Cataplafme réfolutif contre la Goutte fcia-
tique, les Rhumatifmes & les Tumeurs
fchirreufes.*

154. Faites frire des porreaux avec
du fort vinaigre, après les avoir hachés
menus; & lorfqu'ils feront cuits, fou-
poudrez-les avec de la graine de moutarde pilée; fi vous y en ajoutez beaucoup, le cataplafme deviendra un véfi-
catoire affez cauftique.

Cataplafme contre les Ecrouelles.

155. Prenez des feuilles de gratteron
& d'ofeille de chacune une poignée, de
la graiffe de porc fans être falée une once;
pilez-les & faites un cataplafme pour
appliquer fur les parties fcrophuleufes.

Cataplafme contre les Hernies des enfans.

156. Prenez des femences de creffon avec un blanc d'œuf, faites un cataplafme pour appliquer fur les hernies
des enfans.

*Cataplafme excellent pour appaifer les Tran-
chées des femmes en couche.*

157. Prenez une once de poivre long
en poudre, deux œufs frais, autant d'ef-

prit-de-vin, qu'il y a de blancs dans les œufs, battez-les bien enfemble pendant une demi-heure, étendez-les enfuite fur des étoupes, & appliquez-les fur le nombril, après les avoir échauffés fur une affiette.

Cataplafme contre le Relâchement de l'U-térus & des Inteftins.

158. Prenez racines de biftorte trois onces; feuilles de biftorte & de bourfe-à-pafteur de chacune une poignée, rofes rouges demi poignée; après les avoir cuites, appliquez la pulpe fur l'inteftin ou la matrice relâchée, après en avoir fait la réduction.

Cataplafme contre la Squinancie.

159. Prenez deux poignées de por-reaux coupés menu; faites-les bouillir dans une pareille quantité d'eau & de vinaigre pour un cataplafme applicable fur la partie malade. Le cataplafme avec les cloportes piés, fait auffi un bon effet.

Cataplafme contre les Tumeurs du Scro-tum & des autres parties du corps.

160. Prenez des oignons de lys, des feuilles de cigüe & de jufquiame à vo-

lonté, faites-les bouillir, paſſez-les par le tamis; ſur une demi-livre de cette pulpe ou bouillon, ajoutez une once de poudre de fleurs de mélilot, de camomille & de petite abſynthe; ſi le mélange eſt trop ſolide, humectez-le avec un peu d'huile roſat ou d'huile de vers, ou quelques gouttes d'huile fétide de tartre; ajoutez-y encore, ſi vous ſouhaitez, les 4 farines réſolutives; vous aurez un excellent cataplaſme, propre contre toutes les tumeurs.

Cataplaſme contre la Suppreſſion d'urine.

161. Prenez 4 oignons découpés, feuilles de mauve, de pariétaire & de violette de chacune deux poignées, ſemences de lin une once; faites-les cuire dans une ſuffiſante quantité d'eau de fontaine; faites avec la pulpe un cataplaſme que vous appliquerez ſur le bas-ventre dans la ſuppreſſion d'urine.

Cataplaſme contre les Tumeurs des Teſticules.

162. Prenez de la terre de coutelier, appliquez-la en forme de cataplaſme ſur la partie malade.

Cataplaſme

Cataplafme contre la Goutte.

163. Prenez racines de grande confoude 3 onces, guimauve 2 onces, hieble une once & demi, feuilles d'aurone
une poignée, fleurs de camomille 3 poignées, fleurs de fureau 4 poignées, femences de fenu-grec 2 onces, de lin
3 onces, faites bouillir le tout dans l'eau
diftillée de fleurs de fureau, jufqu'à ce
qu'il foit réduit en cataplafme.

Cataplafme pour faire perdre le Lait aux
femmes, & contre la Rétention d'U-
rine.

164. Prenez cerfeuil échauffé fur la
poëlle à frire, & arrofé d'huile rofat
deux poignées; faites un cataplafme que
vous appliquerez fur les mamelles des femmes pour leur faire perdre le lait, & fur
le bas-ventre contre la rétention d'urine.

Cataplafme contre les Tumeurs dures.

165. Prenez deux poignées de feuilles d'ofeille, faites-les cuire fur la cendre chaude avec une fuffifante quantité
de levain & de graiffe de porc, faites
un cataplafme qu'il faut appliquer fur

E

les tumeurs dures , lorfqu'il eft queftion
de les amollir.

Cataplafme contre la Rage.

166. Prenez des feuilles de rhue, de
fauge & de paquerette de chacune demi-
poignée, ajoutez-y fuffifante quantité
de racines de fcorfonere & d'églantier,
avec un peu d'ail & une demi-poignée
de fel qu'on mêle enfemble pour en
faire un cataplafme qu'on appliquera fur
la morfure.

Cataplafme contre l'Hydropifie de la Tête.

167. Prenez gratiole, foldanelle, feuilles d'hieble, de cabaret, de fureau, fleurs
de geneft, de pêcher de chacune une
demi-poignée ; écorce de fureau , de
bourgene, racines d'iris vulgaire & éfule
de chacune une once ; pulpe de coloquinte une pincée, faites bouillir le tout
dans l'urine pour un cataplafme.

Cataplafme contre la Goutte.

168. Prenez des feuilles de bon henry,
avant que la plante foit en fleurs trois
poignées, fleurs de fureau , de camomille de chacune deux poignées ; après
les avoir pilées, faites-les bouillir dans

une suffisante quantité d'eau de sureau ; vous ajouterez à la pulpe, lorsqu'elle sera passée, demi-once de gomme de caragne, un demi-gros de camphre pour un cataplasme qu'il faut appliquer sur la partie malade. Remede recommandé par Simon Pauli.

Cataplasme contre la Sciatique & les Dou-leurs de la Goutte.

169. Prenez miel & vinaigre la quantité que vous voudrez, faites-y bouillir de la graine de fenugrec jusqu'à parfaite dissolution, & la malaxant de temps en temps ; passez la matiere par un linge, & faites la ensuite cuire avec du miel seulement, puis appliquez-les en cataplasme sur les parties souffrantes.

Cataplasme contre les Tumeurs dures des Testicules.

170. Prenez de la farine de feves & de semences de lin de chacune demi-once ; faites-les bouillir dans de l'oxymel, & ajoutez-y une suffisante quantité d'huile de lys, pour un cataplasme applicable sur les tumeurs des testicules.

Autre.

171. Prenez racines de lys une once, feuilles de cigue & de jufquiame de chacune deux poignées ; faites-les cuire dans fuffifante quantité d'eau de fontaine ; ajoutez à la pulpe, quand elle fera paffée, des fleurs de camomille & de mélilot de chacune demi-once ; de l'huile de mélilot & de lys de chacune fuffifante quantité pour un cataplafme que l'on appliquera fur les tumeurs dures des tefticules.

Cataplafme contre les Hémorrhoïdes.

172. Prenez feuilles de jufquiame 4 poignées ; femences de lin une once ; pilez-les & les faites cuire ; ajoutez à la pulpe une fuffifante quantité de beurre frais pour un cataplafme à appliquer fur les hémorrhoïdes, afin d'en appaifer la douleur.

Cataplafme contre la Douleur des Jointures.

173. Prenez feuilles de jufquiame pilées une demi-livre, fiente de vache une livre, que vous mêlerez avec du lait,

pour appliquer en forme de cataplasme sur les douleurs des jointures.

Cataplasme pour faire suppurer les tumeurs dures & enflammées.

174. Prenez racines de lys & de guimauve de chacune deux onces ; feuilles de mauve, de pariétaire & de violettes de chacune une poignée ; semences d'herbe aux puces, de lin & de fenugrec de chacune demi-once ; faites-les cuire dans une suffisante quantité d'eau de lys, pour un cataplasme propre à faire suppurer & resoudre les tumeurs dures & enflammées.

Autre.

175. Prenez des farines de lupin & de pois chiche de chacune 2 onces ; huile de lin une suffisante quantité pour un cataplasme que l'on appliquera sur les tumeurs dures.

Cataplasme contre les tumeurs dures des Jointures.

176. Prenez une poignée de son, & autant de feuilles récentes de bardane, que l'on fera bouillir dans une suffisante quantité d'urine, jusqu'à consistence de cataplasme, qu'il faut appliquer sur les

E 3

tumeurs dures des jointures, & renouveller 2 fois le jour.

Cataplafme contre les Hernies des enfans.

177. Prenez une fuffifante quantité
de mucilage d'ofmonde, appliquez-le
pendant 8 ou 9 jours fur les hernies des
enfans.

Cataplafme contre l'Inflammation.

178. Prenez farine de lentilles 5 onces, que vous ferez cuire dans l'oxicrat
jufqu'à confiftence de bouillon, en ajoutant une once de beurre frais pour un
cataplafme que l'on appliquera fur la
partie malade.

Cataplafme contre les Regles immodérées.

179. Prenez des feuilles de tabouret
ou bourfe-à-pafteur, & de plantain de chacune une poignée; arrofez-les de vinaigre en les pilant dans un mortier, faites-
les cuire dans une poële en confiftence
de cataplafme, que vous appliquerez le
plus chaudement qu'il fera poffible fur
le pubis.

Cataplafme pour procurer la Suppuration aux Tumeurs dures.

180. Prenez un quarteron de mie de pain blanc, du lait de vache récemment bouilli une demi-livre, un jaune d'œuf, un fcrupule de fafran pour un cataplafme propre à procurer la fuppuration aux tumeurs dures.

Cataplafme contre la Squinancie.

181. Prenez du bec de grue une poi-gnée; de l'eau commune & du vinai-gre de chacune 3 cuillerées; mêlez le tout, & faites le chauffer en froiffant l'herbe jufqu'à ce qu'elle foit fuffifam-ment imbibée pour un cataplafme qu'on applique chaudement fur la gorge.

Cataplafme contre la Chûte du Fondement.

182. Prenez de la racine de grande confoude ratiffée & pilée, & de la fa-rine de feves de chacune parties égales, formez-en un cataplafme avec une fuf-fifante quantité de gros vin rouge.

Cataplafme contre les Vers.

183. Prenez des feuilles d'abfynthe une poignée, faites-les bouillir dans du

E 4

lait avec 3 goussses d'ail en consistence de cataplasme, que vous appliquerez sur le nombril.

Cataplasme contre la Piqûre des Guêpes & des Araignées.

184. Appliquez sur la piqûre, une feuille de sauge franche broyée.

Cataplasme contre les Douleurs & les Tumeurs des Articulations.

185. Prenez des feuilles de raifort sauvage, pilez-les & les appliquez sur l'endroit douloureux, les renouvellant quand elles seront seches.

Cataplasme contre l'Enflure des Jambes dans l'Hydropisie, & contre la Galle.

186. Prenez des feuilles ou des racines de la plante appellée bon henry; appliquez-les sur les jambes œdémateuses : on fait aussi sécher cette plante, & on en incorpore la poudre avec une pommade contre la galle.

Cataplasme contre la Cardialgie.

187. Faites frire dans du beurre des feuilles récentes de sauge, & appliquez

Jes chaudement fur la région du cœur & fur le bas-ventre.

Cataplafme difcuffif contre la Sciatique, l'Œdeme, & l'affoibliffement des Membres.

188. Prenez des feuilles de thym, de laurier, de romarin, de rhue de chacune une poignée; des fleurs de camomille & de fureau de chacune une demi-poignée; faites bouillir le tout dans parties égales de vin & d'eau, jufqu'à ce que les plantes foient devenues molles; ajoutez-y enfuite de la farine de feves & du fon de chacune 3 onces; du miel 4 onces; mêlez le tout pour un cataplafme difcuffif convenable dans les maladies fufdites.

Cataplafme contre les Meurtriffures & les Contufions.

189. Prenez feuilles de bouillon blanc une poignée, pilez-les & appliquez-les en cataplafme fur les contufions.

Cataplafme contre la Gangrene.

191. Prenez des feuilles de bouillon blanc & de cynogloffe de chacune une poignée; pilez-les & les appliquez en

E 5

cataplasme sur la partie gangrénée, ce
que vous réitérerez 2 fois par jour.

Cataplasme contre les Points de Côté dans la Pleurésie.

191. Prenez feuilles récentes de verveine deux poignées, passez-les à la poële
avec une suffisante quantité de bon vinaigre; réduisez le tout en cataplasme
pour appliquer chaudement sur le côté
douloureux dans la pleurésie.

Cataplasme contre le Charbon.

192. Prenez des feuilles de verveine
une poignée, pilez-les & les appliquez
en cataplasme sur le charbon, vous en-
verrez le progrès.

Cataplasme contre les Fievres Intermittentes.

193. Prenez feuilles de tabouret, de
velar, de plantain, de mille-feuille de
chacune suffisante quantité, pilez & réduisez en bouillie; appliquez à la plante
des pieds le cataplasme au commencement de l'accès, dans les fievres intermittentes accompagnées du mal de tête.

Cataplafme émollient & maturatif.

194. Prenez racines de guimauve & oignons de lys coupés menu de chacun 3 onces; feuilles de mauve, de guimauve, de fenecon, de violette, de pariétaire & de branche urfine de chacune une poignée; faites bouillir dans 6 livres d'eau jufqu'à confomption; pilez dans un mortier de marbre, & paffez au travers du tamis; faites cuire à un feu doux la pulpe avec farine de lin & de fenugrec de chacune 2 onces, huile de lys & de camomille auffi de chacune 2 onces, remuez fouvent pour faire un cataplafme émollient & maturatif.

Cataplafme contre la fortie du Nombril & autres Hernies.

195. Prenez perce feuille entiere une poignée, turquette, pilofelle, plantain, mouffe de prunier fauvage de chacune demi-poignée; faites bouillir dans fuffifante quantité de vin rouge, & appliquez fur le nombril, que vous ferrerez & envelopperez d'une bande.

E 6

Cataplasme résolutif, émollient.

196. Prenez feuilles de mauve & de guimauve de chacune 2 poignées ; fleurs de camomille, de mélilot, sommités d'anis de chacune demi - poignée ; faites bouillir dans suffisante quantité d'eau jusqu'à consomption ; pilez & ajoutez farine d'orge 4 livres, huile de camomille un gros & demi, faites un cataplasme résolutif & émollient.

Cataplasme contre les Descentes.

197. Prenez des racines récentes de sceau de Salomon la quantité que vous voudrez ; ratissez-les & les pilez dans un mortier de marbre avec partie égale de farine de feves ; faites du tout un cataplasme, appliquez-le sur les hernies, & renouvellez-le tous les jours.

Cataplasme contre le Poing de Côté dans la Pleurésie.

198. Prenez du blanc de porreau 3 onces, fricassez-le dans une poëlle avec de l'huile de camomille une suffisante quantité ; du son de froment une poignée, de la lie de vin blanc 3 onces ; mêlez le tout pour un cataplasme, &

appliquez chaudement fur le côté pour
la pleuréfie.

*Cataplafme répercuffif au commencement des
Inflammations.*

199. Prenez des feuilles de morelle,
de laitue & de plantain de chacune une
poignée; des feuilles de grande joubarbe, ou des lentilles de marais une
demi-poignée; faites bouillir le tout dans
une fuffifante quantité de vinaigre rofat, & ajoutez-y enfuite de la farine de
fenugrec 3 onces; de l'huile rofat 2 onces; melez, pour un cataplafme répercuffif convenable au commencement des
inflammations.

Cataplafme réfolutif.

200. Prenez des farines d'orobe, de
feves, d'orge & de lupins de chacune
4 onces; faites-les cuire dans une fuffifante quantité de lie jufqu'à confiftence
de cataplafme.

*Cataplafme contre la Chûte du Fondement,
ou de l'Anus.*

201. Prenez de la racine de grande
confoude pilée, & de la farine d'orobe
de chacune parties égales; faites cuire

avec une suffisante quantité d'eau de forgeron pour un cataplasme que l'on réitérera suivant le besoin.

Cataplasme contre les maux de Gorge, & Inflammations du Gosier.

202. Prenez de la pariétaire hachée menue deux poignées, faites-la frire pendant quelques momens avec du beurre fondu, & appliquez le tout chaudement en cataplasme autour du col dans les maux de gorge, & inflammations du gosier.

Cataplasme pour faire perdre le Lait.

203. Prenez des feuilles de persil une poignée, de la mie de pain blanc 2 onces ; pilez le tout dans un mortier de marbre, & appliquez-le sur les mamelles pour un cataplasme propre à faire évacuer le lait.

Cataplasme contre les Ecrouelles.

204. Prenez des feuilles de caillelait & de patience de chacune une poignée, graisse d'oie sans être salée 2 onces, pilez-les & faites un cataplasme pour appliquer sur la partie scrophuleuse.

Collyre contre les Tâches qui surviennent dans les yeux après la Petite-Vérole.

205. Prenez suc de chausse - trappe 3 onces ; eau-de-vie une once ; faites un collyre pour effacer les tâches qui restent après la petite-vérole.

Contre la Fluxion aux Yeux.

206. Prenez vitriol blanc, sucre candy, iris de Florence en poudre de chacune 10 grains, que vous délayerez dans un verre d'eau de fontaine, pour un collyre dont on laissera tomber de temps en temps quelques gouttes dans les yeux enflammés.

Contre la Suffusion.

207. Prenez mucilage de psyllium & de coings tirés dans de l'eau de rose 2 onces, décoction de fleurs de camomille & de mélilot deux onces & demi ; faites un collyre, dont on imbibera un linge, qu'on appliquera tiede dans la suffusion, après la petite vérole.

Contre le Glaucome & la Suffusion.

208. Prenez une once de *crocus metallorum* concassé, que vous ferez infu-

fer dans 3 onces d'eau de grande chélidoine, & dans pareille quantité d'eau
de fenouil. On laiffera couler 3 ou 4
gouttes de ce collyre dans l'œil malade,
en réitérant 3 ou 4 fois le jour.

Contre la Fiftule lacrymale.

209. Prenez fuc de chou & de rhue
parties égales : faites un collyre, dont
on lavera fouvent les yeux fiftuleux.

Collyre pour les Yeux pendant la Petite-Vérole.

210. Prenez femences de fumach une
once, faites les infufer dans les eaux de
fenouil, de rofes & de plantain de chacune 2 onces, pour un collyre pour les
yeux pendant la petite-vérole.

Contre l'Ulcere de la Cornée.

211. Prenez du miel commun & du
jus d'oignons de chacun parties égales;
mêlez-les enfemble, & faites-en couler
quelques gouttes dans l'œil deux fois le
jour, trempez dedans une compreffe
pour appliquer deffus, que vous renouvellerez chaque 8 heures en vous fer-
vant de la même compreffe.

Contre la Suffusion.

212. Prenez des eaux de fenouil &
de fraisier de chacune 3 onces, tuthie
préparée 2 scrupules, sucre candy un
scrupule, vitriol blanc 5 grains; mêlez
le tout pour un collyre.

Eau de Casse-Lunette.

213. Prenez fleurs de bluet pilées
avec leurs calices, autant que vous voudrez, macérez pendant 24 heures dans
suffisante quantité d'eau de neige, distillez ensuite à un feu de sable modéré,
& conservez la liqueur pour laver les
yeux plusieurs fois le jour.

Collyre contre les Tayes ou Inflammation des Yeux.

214. Prenez tuthie préparée, vitriol
blanc & racines d'iris de Florence en
poudre de chacune un gros; infusez le
tout dans un demi-septier de vin blanc
pour un collyre.

Contre les Inflammations des Yeux.

215. Prenez des semences de fenouil,
d'hormin & de coignassier de chacune
2 gros, faites un mucilage avec l'eau

de fleurs de bluet, auquel on ajoutera
10 grains de fel de faturne, pour appliquer fur les inflammations des yeux.

Contre la Suffufion.

216. Prenez un gros de *crocus metallorum* réduit en poudre très-fine, eau
d'euphraife 4 onces, pour un collyre
dont on mettra 4 gouttes dans les yeux,
étant couché fur le dos, 3 ou 4 fois le
jour dans la fuffufion & les fluxions des
yeux.

Contre l'Inflammation des Yeux.

217. Prenez des eaux d'euphraife, de
verveine & de rofes de chacune demi-
once, tuthie préparée un gros, nacre
de perles mife en poudre très-fubtile 2
gros, mêlez-les & faites un collyre,
dont il faut faire couler quelques gouttes dans les yeux enflammés.

Contre la Chaffie des Yeux.

218. Prenez eau de plantain 5 onces,
cérufe lavée, tuthie préparée, & racines d'iris de Florence en poudre de
chacune un fcrupule, pour un collyre
contre la chaffie des yeux.

Contre l'Inflammation des Yeux après quelques coups.

219. Prenez eau de roses 3 onces, un jaune d'œuf, agitez-les ensemble, ajoutez-y un demi-gros d'alun de roche pour un collyre qu'il faut appliquer sur l'inflammation des yeux après quelques coups.

Contre les Ulceres des Yeux.

220. Prenez des eaux de verveine & de grande chélidoine de chacune 3 onces, de la tuthie préparée & du vitriol blanc de chacun demi-gros, faites un collyre contre la chassie, & pour déterger les ulceres des yeux.

Eau ophtalmique saphirienne.

221. Prenez de l'eau de chaux vive une livre, sel ammoniac deux gros, mêlez le tout, & le mettez dans un vaisseau de cuivre pendant 24 heures, ce qui donnera à l'eau une couleur de saphir. Vous la filtrerez & la garderez pour l'usage; on la préfére à tous les autres collyres; elle a une vertu détersive, rafraîchissante & mondifiante; on en laisse tomber par goutte dans les yeux

avec une plume ou un linge; pour faire l'eau de chaux vive qui entre dans ce collyre, on prend une demi-livre de chaux vive, on jette deffus 5 livres d'eau de feuilles de chêne ou de fontaine; après l'ébulition, on ôte l'eau qui furnage, & on la conferve.

Eau ophtalmique contre les Tâches des Yeux.

222. Prenez une livre de très-bon vin blanc, une livre d'eau de rofes diftillée, de l'eau diftillée de fenouil, de chélidoine, de rhue, d'euphraife de chacune une demi-livre, ajoutez à cette mixtion du fafran des métaux, de la tuthie préparée de chacune 2 onces, des cloux de gerofle, du fuc candy, de l'aloës de chacune une demi-once, du camphre deux gros; on verfe par inclinaifon quelques gouttes de cette liqueur; on l'ordonne dans de l'eau de plantain en cas d'inflammation, contre les tâches des yeux, contre la foibleffe de la vue.

Eau ophtalmique de Wolhous dans les Tâches des Yeux.

223. Prenez de l'aloës pulvérifé un

demi-scrupule, du safran des métaux un
gros, de l'eau de grande chélidoine 3
onces, des fleurs de bluet une once,
mêlez, faites couler quelques gouttes
de cette liqueur qui surnage sur le sé-
diment.

Eau ophtalmique contre les Tâches des Yeux de Maître-Jean.

224. Prenez de la myrrhe choisie pulvérisée un demi-scrupule, du camphre,
du vitriol de chacun 5 grains, du miel
deux scrupules, du suc de fenouil suffisante quantité pour acquérir la consistence d'un liniment liquide.

Autre de Bidloo.

225. Prenez du miel de chélidoine
deux gros, du fiel de brochet un gros,
du sel volatil 5 grains, mettez dans
l'œil par le moyen d'une plume, après
l'avoir chauffé.

Eau distillée contre les Tâches des Yeux.

226. Prenez du meilleur miel dans
son rayon 2 livres, des sommités de
fenouil, des fleurs de sureau, d'euphraise
de chacune deux poignées, du sucre
candy 4 onces, faites distiller au bain

marie ; vous en instillerez l'eau dans les yeux.

Eau ou Collyre ophtalmique.

227. Prenez safran des métaux porphyrisé un gros, vitriol blanc un demi-scrupule, de l'eau de roses rouges une demi-once, de l'eau de fleurs de chicorée sauvage *per deliquium* deux onces & demi, vous faites macérer le tout tiede pendant six heures ; vous en instillerez une goutte chaude dans l'œil 3 fois par jour contre les tâches & nuages des yeux.

Cucupha pour les Maux de Tête.

228. Prenez racines d'iris de Florence 2 gros, galanga un gros & demi, fleurs de lavande, de romarin de chacune une demi-once, fleurs & herbe de pouliot royal de montagne 3 gros, fleurs de menthe, de marjolaine, de basilic de chacune un gros ; storax, benjoin de chacune un gros 15 grains, nielle romaine, coriandre, fleurs de thym de chacun un demi-gros, ambre gris 2 gros, mêlez pour une poudre grossiere, on en emploie une demi-once pour un cucupha.

Décoction contre le Ver Solitaire.

229. Prenez de la graine de pourpier; faites-la bouillir dans une fuffifante quantité d'eau pour une décoction à prendre pendant long-tems, lorfqu'on a le ver folitaire.

Décoction contre la Cacochymie.

230. Prenez racines de tithymale un gros & demi, que vous ferez bouillir dans un demi-feptier de lait pour prendre le matin.

Décoction contre la Phtyfie pulmonaire.

231. Prenez écorce du Pérou pulvérifée deux onces, faites cuire dans une livre d'eau de fontaine, ajoutez à la colature une livre de lait de chevre, faites un mélange contre la phtyfie pulmonaire, les ulceres purulens, la confomption & le marafme.

Décoction contre les Obftructions & les Fievres Intermittentes.

232. Faites fécher doucement une quantité arbitraire de branche urfine, faites bouillir dans une fuffifante quantité d'eau commune, & lorfque la dé-

coction prendra une couleur jaunâtre;
retirez-la, & mettez y un peu de levain
fait avec la farine de feigle : après quoi
fermez le vaiffeau, & laiffez fermenter
la liqueur. Lorfque la fermentation eft
faite, la liqueur a une odeur agréable
& un goût acide; paffez la à la chauffe,
& la gardez en un lieu frais pour l'ufage:
cette boiffon eft falutaire dans les cas
d'obftructions & de fievres intermittentes.

Décoction contre l'Epilepfie.

233. Prenez des bois de buis, de genievre, racines de pivoine mâle & de
grande valeriane, guy de chêne de châ-
cune demi-once, raclure d'ivoire & de
corne-de-cerf de chacune deux gros,
femences de chardon bénit, écorce de
citron de chacune un gros, faites-les
mâcérer pendant 24 heures dans 3 chopines d'eau tiede, & cuire enfuite jufqu'à la confomption d'un tiers, ajoutant fur la fin de la décoction, fleurs
de tilleul, de muguet de chacune 2 pincées, vous pafferez enfuite par la manche d'Hypocrate; la dofe eft un grand
verre.

Décoction

Décoction contre la Toux des Enfans.

234. Prenez une once de café fans être grillé, faites-le bouillir dans une pinte d'eau, & réduire à moitié, vous ajouterez à la colature deux gros de fucre d'orge.

Décoction contre l'Hydropifie & la Réten-
tion d'Urine.

235. Prenez demi-once des 5 racines apéritives; feuilles de pimprenelle & de ceterach de chacune une poignée; écorce de frêne & de fureau de chacune une demi-once; bayes de genievre contu-fes deux gros; faites-les cuire dans un pot de vin blanc; l'on prendra la dé-coction par verre contre l'hydropifie & la rétention d'urine.

Décoction contre les Fleurs-Blanches.

236. Prenez fquine, faites-la bouil-lir dans de l'eau, coupez la décoction avec du lait.

Décoction fudorifique.

237. Prenez racines de falfe-pareille coupées en petits morceaux 3 onces, fquine coupée pareillement 2 onces,

bois de gayac & de saffafras de chacune une once & demi , mercure crud ré-vivifié du cinabre , renfermé dans un nouet , & antimoine crud légérement concaffé , auffi renfermé dans un nouet de chacun 4 onces ; infufez pendant la nuit fur des cendres chaudes en dix li-vres d'eau de fontaine ; faites bouillir jufqu'à la réduction aux deux tiers ; ajoutez fur la fin des feuilles de chico-rée fauvage , de buglofle , de bourra-che & de capillaire de chacune deux poignées ; des feuilles de menthe , de melifle , de cochlearia de chacune une poignée , paffez & mettez dans des bou-teilles , que vous boucherez bien pour l'ufage.

Décoction contre la Pierre & la Colique néphrétique.

238. Prenez des feuilles d'herniole avec toute la plante 3 poignées , faites-les bouillir légérement dans deux livres d'eau de fontaine ; ajoutez à la colature une once de conferve de fleurs d'orange , pour prendre par gobelet contre la pierre & la colique néphrétique.

Autre contre la même maladie.

239. Prenez une once de bayes de génievre, racines de lys & d'althœa de chacune une demi-once, semences de lin deux gros, sommités de mille-pertuis une pincée; faites-les bouillir pendant un quart-d'heure dans un pot d'eau de fontaine; ajoutez à la colature une chopine de vin blanc pour boisson ordinaire.

Décoction stomachique.

240. Prenez de la rhubarbe & des 3 santaux en poudre de chacun deux gros; rapure d'ivoire & corne-de-cerf de chacun un gros & demi, faites bouillir dans 3 pintes d'eau, après les avoir enveloppés dans un nouet, & réduits à 2 pintes sur un feu doux, prenez-en 4 onces le matin à jeun, & mangez deux heures après.

Décoction contre la Pleurésie.

241. Prenez feuilles d'hyssope deux poignées; faites-les bouillir dans une pinte de bon vin, délayez dans la décoction deux cuillerées de miel, dont le malade prendra un verre le matin, ayant soin de se tenir chaudement.

*Décoction contre la Peste, les Fievres ma-
lignes & les Maladies Vénériennes.*

242. Prenez racines de petafite une
demi-once, feuilles de reine-des-prés,
de chardon bénit & de chamœdrys de
chacune demi-poignée, fleurs de calen-
dula & de pavot rouge de chacune une
pincée, faites les cuire dans 3 chopines
d'eau de fontaine pendant un quart-
d'heure, pour boiffon ordinaire dans les
maladies fufdites.

Décoction contre la Dyffenterie.

243. Faites bouillir pendant 3 ou 4
minutes une petite poignée de feuilles
de bourrache & de bugloffe dans 8 onces d'eau ou un demi-feptier; paffez la
décoction, & y ajoutez parties égales
de lait de vache bouilli & écrémé, puis
délayez-y une once d'huile d'amandes
douces; quand la liqueur fera tiede,
vous ferez prendre cette décoction le
matin à jeun au malade; 3 heures après
vous lui donnerez un bouillon le plus
clair, dans lequel, lorfqu'il eft encore
chaud, vous mêlerez un bon verre de
gros vin rouge.

Décoction contre la Dyssurie.

244. Prenez bayes d'alkekenge, de genievre, semences de carotte de chacune deux gros, faites-les cuire dans un verre de vin blanc, pour prendre dans la dyssurie, la pierre & la suppression d'urine.

Décoction contre la Petite-Vérole.

245. Prenez feuilles de fenouil demi-poignée, lentilles demi-once, 5 ou 6 figues, que vous ferez bouillir dans une chopine d'eau de fontaine, vous ajouterez à la colature 15 grains de sel de corne-de-cerf, & six grains de castoreum pour prendre à la cuillerée.

Décoction contre l'Extinction de Voix.

246. Prenez une pincée de safran, faites-la bouillir dans un poisson de lait, & faites prendre cette décoction au malade, aussi chaude qu'un bouillon ordinaire.

Décoction contre les Vapeurs.

247. Prenez racines d'aunée séchées & coupées par tranches deux gros; faites-les bouillir dans 4 gobelets d'eau,

que vous ferez réduire à trois; ajoutez-y deux gros de fucre candy, & une groffe pincée d'anis verd : paffez cette décoction, & prenez-en les trois derniers jours de la lune un verre le matin à jeun; lequel vous réitérerez plufieurs mois de fuite.

Décoction contre le Scorbut.

248. Prenez feuilles de creffon de jardin & de fifymbrium de chacune une poignée, fommités d'abfynthe demi-poignée, faites-les cuire dans 2 verres de lait; prenez tous les matins un verre de la colature faite avec expreffion, & autant le foir.

Décoction contre la Pleuréfie.

249. Prenez deux ou trois poignées d'ortie griecque la plus fraîche, pilez légèrement, & faites-la bouillir avec un demi-quarteron de bonne huile d'olive & un verre de vin. Paffez le tout, & faites en prendre le jus au malade, que vous tiendrez bien couvert pour ménager la fueur. Vous appliquerez le marc fur le côté, le plus chaud que vous pourrez. Le temps favorable pour appliquer ce remede eft après avoir fait 2

ou 3 faignées, & entre le fecond & le troifieme jour.

Décoction contre les Hémorrhoïdes.

250. Prenez racines & feuilles de fcrophulaire à volonté, faites-les cuire dans une fuffifante quantité d'eau, vous en ferez ufage pour boiffon ordinaire.

Décoction dans les fuites de Couche.

251. Faites cuire dans de l'eau de fontaine de l'anis, de la coriandre, de la canelle, de la mufcade & du fucre pour un bochet à prendre pour boiffon après les couches.

Décoction vulnéraire.

252. Prenez racines de grande confoude une once; feuilles de pyrole, de fanicle, de bugle de chacune deux poignées; des fleurs de millepertuis & de rofes rouges de chacune une pincée, avec une pinte de vin blanc, faites une décoction vulnéraire.

Décoction contre les Vers.

253. Prenez racines de chiendent une once, fommités de petite abfynthe une demi-poignée, fleurs de pêcher une

pincée, faites-les bouillir pendant un quart-d'heure dans six onces d'eau de fontaine; vous délayerez dans la colature une once de syrop de limon.

Décoction contre la Leucophlegmatie & la Bouffiſſure.

254. Prenez des feuilles de romarin une poignée; faites-les bouillir dans 3 demi-septiers de vin rouge à la réduction de deux verres, que le malade prendra tiedes le matin à jeun, à 2 heures de diſtance l'un de l'autre, reſtant au lit, & ſe tenant bien couvert, ce qu'on réitérera de temps en temps.

Décoction contre le Vomiſſement.

255. Prenez du corail rouge préparé, des yeux d'écreviſſe de chacun un gros, des roſes rouges une pincée, rhubarbe un gros; faites-les bouillir dans 8 onces de ſuc de coings, juſqu'à la conſomption d'un tiers, l'on prendra la colature contre le vomiſſement.

Décoction contre la Goutte.

256. Faites bouillir pendant quelques momens une poignée de trefle d'eau; preſcrivez cette décoction en

guise de tisanne à la personne attaquée de goutte.

Décoction contre les Puces.

257. Prenez des feuilles d'aulne & de rhue de chacun deux poignées, faites-les bouillir pendant une demi-heure dans deux livres d'eau, vous en arroserez votre chambre pour faire mourir les puces.

Décoction vermifuge.

258. Faites bouillir une once & demi de racines de raifort sauvage dans 3 chopines d'eau, réduites à une pinte pour tisanne.

Décoction tempérante contre les Inflammations de la Poitrine & du Bas-Ventre.

259. Prenez une poignée de la plante appellée *arnica* par les Allemands, & en Lorraine, *tabac des Vosges* ; faites-la bouillir dans trois chopines d'eau, que vous réduirez à une pinte, & servez-vous-en pour boisson ordinaire.

Décoction contre les Plaies & les Ulceres.

260. Prenez des feuilles de brunelle, de pyrole, de sanicle & de bugle de

F 5

chacune demi-poignée, des roses rouges & des sommités de millepertuis de chacune une pincée, de l'huile d'olive & du bon vin rouge de chacun demi-livre; faites cuire le tout légérement, ensuite laissez-le infuser pendant 24 heures, les ayant coulés & exprimés, vous y ajouterez une once de thérébentine dissoute dans un jaune d'œuf, vous aurez une décoction balsamique pour laver les plaies & les ulceres.

Décoction contre les Fievres Intermittentes.

261. Faites bouillir de l'écorce de prunier sauvage ; servez-vous de cette boisson pendant plusieurs jours.

Décoction contre le Pissement de Sang.

262. Prenez des feuilles de presle, de plantain, de bourse-à-pasteur de chacune une poignée, que vous ferez bouillir dans de l'eau de fontaine jusqu'à la réduction de 5 onces ; ajoutez à la colature une once de syrop de coings pour une potion à prendre contre le pissement de sang.

Décoction contre l'Hydropisie.

263. Prenez de l'écorce d'orme, suf-

fisante quantité ; faites-la bouillir dans
de l'eau de fontaine, prescrivez la décoction aux hydropiques.

Décoction contre l'Asthme & l'Oppression de Poitrine.

264. Prenez pendant six semaines de
la décoction de raves le matin à jeun,
à la quantité de quelques gobelets.

Décoction contre l'Asthme humide & la Toux glaireuse.

265. Prenez du thym une poignée ;
faites-le bouillir légérement pendant un
quart-d'heure dans 3 demi-septiers de
vin ou d'eau miellée ; prescrivez-en la
colature les matins à jeun, à la dose
d'un petit verre dans l'asthme humide &
la toux glaireuse.

Décoction contre l'Epilepsie.

266. Prenez du guy de chêne deux
onces ; de la racine de pivoine mâle une
once ; faites-les bouillir dans 3 pintes
d'eau réduites à deux, ajoutez sur la fin
de la racine de grande valeriane écrasée
une demi-once ; des fleurs de muguet,
de tilleul & de caillelait jaune de chacune une pincée ; passez ensuite le tout

avec expreſſion, & ajoutez du ſyrop de pivoine ſimple deux onces pour une décoction anti-ſpaſmodique, à prendre tiede à la doſe de 3 ou 4 verres dans le jour.

Décoction tempérante contre les Inflammations de la Poitrine & du Bas-Ventre.

267. Prenez des feuilles de laitue & de pourpier de chacune une poignée, des fleurs de tuſſilage, de bouillon blanc & de nenuphar de chacune une pincée; faites bouillir le tout dans 2 pintes d'eau, que vous réduirez à 3 chopines; coulez & ajoutez à la décoction une once & demi de ſyrop de tuſſilage, pour une décoction tempérante à prendre tiede à la doſe d'un grand verre de 3 heures en 3 heures, dans les inflammations de poitrine & de bas-ventre.

Décoction apéritive.

268. Prenez racines de chiendent, de petit houx, d'aſperges de chacune une once; feuilles d'aigremoine & de chicorée ſauvage de chacune 2 poignées; faites bouillir dans 4 livres d'eau commune, que vous réduirez à 3, pour une décoction apéritive.

Décoction pour réfoudre les Obftructions.

269. Prenez racines de chardon-ro-
land & de chicorée fauvage de chacune
2 onces ; feuilles d'aigremoine, de fco-
lopendre, de capillaire, de bugloffe,
de cerfeuil de chacune une poignée,
fommités d'abfynthe, fleurs de foucy
de chacune 2 pincées ; faites une décoction avec une fuffifante quantité d'eau
de riviere pour fix dofes, dans chacune
defquelles vous délayerez une once de
fyrop des 5 racines apéritives ; on donnera les fix dofes à des diftances con-
venables, aux perfonnes attaquées d'obftructions.

Décoction contre les Fievres intermittentes.

270. Prenez des femences de panais
de jardin concaffées 3 gros ; faites-les
bouillir dans deux verres de bon vin
blanc vieux, à la réduction de moitié ; coulez & exprimez fortement
pour une dofe à prendre tiede dans les
fievres intermittentes, 4 ou 5 heures
avant l'accès. Le malade reftera dans fon
lit bien couvert, ce qui fe répétera 5
ou 6 fois de la même maniere ; ou

Autre.

271. Prenez des racines de panais cultivées, lavées & non ratissées deux poignées; coupez-les par tranches, & faites-les bouillir pendant quelques minutes dans une chopine de vin blanc, les faisant ensuite infuser pendant la nuit sur les cendres chaudes; coulez le lendemain avec une forte expression, & partagez le tout en 3 doses à donner tiedes de 4 heures en 4 heures dans l'intermission des accès.

Décoction contre la Suppression d'urine.

272. Prenez gratteron frais une poignée; faites bouillir dans deux livres d'eau commune, jusqu'à la diminution d'un quart; partagez la décoction en 3 prises à prendre à distance convenable dans la suppression d'urine.

Décoction contre les Maux de Tête.

273. Prenez feuilles de bétoine une poignée, faites bouillir dans deux livres d'eau commune, ajoutez-y réglisse ratissée & pilée un demi-gros, prescrivez la colature dans les maux de tête.

Décoction contre le Calcul.

274. Prenez fleurs de camomille ordinaire deux poignées, versez par-dessus vin blanc deux livres, digérez sur les cendres chaudes pendant 2 heures, passez l'infusion en exprimant fortement, & versez-la sur deux autres poignées de fleurs de camomille, digérez de nouveau sur les cendres chaudes pendant le même temps, exprimez fortement & versez la liqueur sur de nouvelles fleurs pour la troisieme fois, macérez de la même maniere ; faites ensuite bouillir légérement, & passez cette décoction pour la derniere fois ; le malade en prendra 2 ou 3 poignées dans un petit verre de vin chaud.

Décoction contre l'Hydropisie commençante, & les Maladies de la Peau.

275. Prenez feuilles & sommités d'eupatoire d'avicenne deux poignées, fumeterre une poignée, faites bouillir légérement dans 2 livres de petit lait, pour une décoction dans l'hydropisie commençante, & dans les maladies de la peau.

Décoction contre la Dyssenterie.

276. Prenez de la nummulaire une poignée, faites-la bouillir dans une pinte de lait à réduction de moitié ; coulez le tout par un linge, & ajoutez-y du syrop de grande consoude une once & demi pour donner en 3 doses, à 3 heures de distance l'une de l'autre.

Décoction contre le Tremblement des Membres.

277. Prenez racines d'aunée, de bardane & de fenouil de chacune une once, faites bouillir dans suffisante quantité d'eau commune réduite à 2 livres ; prescrivez cette décoction contre les tremblemens des membres, qui viennent des exhalaisons mercurielles.

Décoction contre le Rachitis.

278. Prenez moëlle blanchâtre de racines d'osmonde 3 onces ; capillaire une poignée, faites bouillir dans 3 livres d'eau commune, donnez cette décoction pour guérir le rachitis.

Décoction pour la Diminution du Lait.

279. Prenez racines de fenouil 3 on-

ces; graine de fenouil une demi-once, fleurs de sureau une poignée; faites bouillir dans 4 livres d'eau commune réduites à 3 livres; donnez cette décoction pour boisson ordinaire dans la diminution de lait.

Décoction bechique, vulnéraire contre les Ulceres du Poumon.

280. Prenez racines de grande confoude & de guimauve de chacune une demi-once; feuilles nouvelles de langue-de-cerf, de pyrole, de véronique, de pervenche, de sanicle, de lierre terrestre, de bugle & de capillaire de chacune 2 pincées; des fleurs de petite centaurée, de bouillon blanc & de millepertuis de chacune une pincée; faites bouillir le tout dans 3 pintes d'eau commune réduites à deux, ajoutez à la décoction du syrop de pas-d'âne 4 onces, pour une décoction à prendre tiede à la dose d'un verre de 3 heures en 3 heures dans le crachement de sang, les ulceres du poumon, & autres ulceres internes.

Décoction contre la Jaunisse.

281. Prenez bois de morelle coupé

par petits morceaux une livre; mettez-
les dans un pot de terre neuve avec une
pinte de vin blanc, couvrez exactement
le pot; faites bouillir à un feu doux
jufqu'à réduction d'un tiers; prefcrivez
cette décoction à la dofe d'un verre
matin & foir contre la jauniffe.

Décoction contre la Toux & l'effervefcence du Sang.

282. Prenez orge entiere deux onces,
faites bouillir dans de l'eau pure, enfuite jettez cette eau, mêlez enfuite
fuffifante quantité d'eau nouvelle, &
faites bouillir à un feu doux jufqu'à réduction, paffez fans exprimer, ajoutez une once de fyrop rofat; donnez
cette décoction pour boiffon ordinaire
dans la toux & les maladies inflamma-
toires.

Décoction contre la Sciatique & Goutte.

282. Prenez yvette & germandrés de
chacune une poignée; fommités de petite centaurée une demi-poignée, faites
bouillir dans 3 livres d'eau réduites à
deux; donnez cette liqueur chaude à
la dofe de 4 onces, 4 fois le jour pour
la fciatique & la goutte.

Décoction pour les Enfans attaqués de Fievre lente, avec douleur Cachétique du Bas-Ventre.

284. Prenez racines de chiendent, de fraisier de chacune une once; cuscute une demi-once; faites bouillir dans 3 livres d'eau commune, réduites à deux; ajoutez sur la fin feuilles d'aigremoine, d'alleluia de chacune deux poignées; donnez la décoction par verres de 3 heures en 3 heures aux enfans attaqués de fievre lente, avec douleur cachétique du bas-ventre.

Décoction diurétique.

285. Prenez pois chiches rouges une demi-once; tiges de fèves brulées une poignée; racines de chiendent & de persil de chacune 2 onces; faites bouillir dans 4 livres d'eau commune réduites à 2 livres; ajoutez à la décoction syrop de guimauve de fernel une once & demi pour une décoction diurétique.

Décoction contre les Vers.

286. Prenez deux poignées de la plante qu'on nomme *spigelia anthelmia* soit fraiche, soit seche, cela est indifférent;

faites-les cuire dans 2 livres d'eau jufqu'à la réduction de moitié, ajoutez à
la colature un peu de fucre ou de jus
de limon ; cette décoction, quoiqu'on
la clarifie ou qu'on l'édulcore, n'eft pas
moins efficace, ainfi on pourra y affocier du fyrop. On donne une livre de
ce remede aux adultes une heure avant
le coucher, ce qu'on diminue quant à
la dofe proportionnellement à la délica-
teffe & à la jeuneffe du fujet; on répétera ce remede chaque 24 heures
pendant 2 ou 3 jours, mais fi la dofe
en eft trop forte, & qu'on craigne que
l'effet foit trop violent, on en donnera
environ 4 onces pour la premiere fois
à un adulte, & 2 ou 3 onces ou environ de fix heures en fix heures, ce qu'on
continuera pendant l'efpace de 36 ou
48 heures, cela équivaudra à 2 dofes,
telles qu'on les donne ordinairement.
Après l'effet de ce remede, on prefcrira
un purgatif léger, tel qu'une infufion
de féné ou de rhubarbe.

Remede contre le Mal des Dents.

287. Prenez racines de lys jaune aquatique, frottez-en la dent douloureufe,
ou mâchez la racine; les douleurs dif-
paroîtront à l'inftant.

Gargarifme contre la Douleur des Dents.

288. Prenez feuilles de lierre une poignée, rofes rouges demi-poignée, que vous ferez bouillir dans un demi-feptier de vin rouge pour un gargarifme propre pour appaifer la douleur des dents; ou

Autre.

289. Prenez demi once de la feconde écorce de fureau, une pincée de fleurs de romarin, faites-les cuire dans une livre d'eau, pour un gargarifme contre la douleur des dents.

Autre.

290. Prenez des racines d'iris de Florence deux gros, des femences de ftaphyfaigre un gros, des feuilles de marjolaine & de benoitte de chacune un demi-gros, mettez le tout en poudre dans un petit linge qu'il faut mâcher en baiffant la tête.

Pour affermir les Gencives & les Dents qui branlent.

291. Faites diffoudre deux gros de cachou dans un demi-feptier de vin

rouge, & vous en lavez la bouche; ou bien ayez des racines de tabac, & pilez-les bien dans un mortier; vous tremperez un linge dans le suc qui en proviendra, & vous en frotterez la dent ou la gencive; vous pourrez encore mettre de la feuille de tabac dans le creux de la dent, après l'avoir un peu broyée entre les mains; on pourra aussi prendre des feuilles vertes de prunier ou de romarin, les faire cuire dans du gros vin ou avec du vinaigre; gargari-fer bien chaudement la bouche avec le vin, & réitérer souvent.

Contre les Dents cariés.

292. Faites un liniment avec suffi-fante quantité de miel, 2 fcrupules de myrrhe en poudre, un fcrupule de gomme de genievre, & un demi-fcru-pule d'alun, frottez-en la dent cariée.

Contre les Dents gâtées.

293. Prenez du suc de courge fau-vage 2 livres, écorce de murier demi-livre, pyretre & jufquiame de chacune 6 onces, alun de roche, fel gemme, borax de chacune une once; mettez le tout dans la cornue, & diftillez au feu

de fable , jufqu'à ce qu'il ne monte plus rien; il faut prendre une partie de cette eau & autant de vin , les faire chauffer & s'en laver la bouche , elle nettoie toute pourriture , & enleve les chairs mortes.

Pour nettoyer & réchauffer les Dents.

294. Prenez fang de dragon & canelle 3 onces, alun calciné 2 onces, réduifez le tout en poudre bien fine, & frottez-vous-en les dents de 2 jours l'un.

Pour les Gencives écorchées, & les Dents qui branlent.

295. Faites bouillir des feuilles de chêne, & gargarifez-vous avec leur décoction , en y ajoutant un peu d'efprit-de-foufre.

Pour l'agacement des Dents.

296. Le pourpier, l'ofeille, les amandes douces ou ameres, les noix, le pain brulé peuvent remédier à cette incommodité.

Liqueur pour nettoyer les Dents.

297. Prenez jus de limon deux on-

ces, alun calciné, sel commun de chacun 6 grains, mettez le tout dans un pot de terre vernissé, faites le bouillir un moment, & passez-le par un linge. Pour s'en servir on prend un morceau de bois, dont on enveloppe un bout avec un linge, que l'on trempe dans la liqueur, & on en frotte doucement les dents. Il faut prendre garde qu'il n'y ait pas trop de liqueur dans le linge, de peur qu'elle ne fasse du tort aux gencives, au palais &c. On n'use de cette liqueur qu'une fois tous les deux ou trois mois.

Moyen facile pour se garantir toujours des maux de Dents & des Fluxions.

298. Tous les matins après s'être lavé la bouche, comme la propreté & encore la santé l'exigent, il faut se la rincer avec une cuillere à café de bonne eau-de-vie de lavande distillée, à laquelle si l'on veut, on ajoute une once d'eau chaude ou d'eau froide, pour en diminuer l'activité. Ce remede innocent & simple est un préservatif très-sûr, & dont une longue expérience a toujours confirmé le succès.

Méthode

Méthode pour blanchir les Dents.

299. Prenez gomme adraganthe une once, pierre ponce 2 gros, gomme arabique une demi-once, cryſtal en poudre très-ſubtile une once; faites diſſoudre les gommes dans de l'eau de roſe, incorporez les poudres avec, & formez-en des bâtons que vous laiſſerez doucement à l'ombre; quand ils feront ſecs, vous vous en frotterez les dents; ou bien

Prenez feuilles d'hyſſope, d'origan & de menthe ſeches de chacun demi-once, alun de roche, corne-de-cerf, ſel commun de chacun un gros; mettez toutes ces choſes brûler dans un pot ſur les charbons ardens; quand elles feront brûlées, vous y ajouterez poivre & maſtic de chacun un demi-gros, myrrhe un ſcrupule; réduiſez le tout en poudre ſubtile, & l'incorporez avec ſtorax liquéfié en eau de roſe, en conſiſtance d'opiat. Il faut en frotter les dents le matin, & laver enſuite la bouche avec du vin tiede.

Autre.

300. Faites tremper un morceau de drap dans du vinaigre ſcillitique, &

G

frottez-en les dents & les gencives ; outré qu'il les blanchit, il les refferre, fortifie la racine, donne bonne odeur à la bouche.

Autre.

301. Prenez eau de rofe, fyrop violat, miel blanc, eau de plantain de chaque demi-once ; efprit de vitriol 4 onces, mêlez bien le tout enfemble, frottez-en les dents avec un linge, & lavez-les avec les eaux de rofe & de plantain, dont vous mettrez parties éga-la

Autre.

302. Frottez les dents avec de la cendre de tiges d'orties, ou avec la cendre de tabac ; ou bien mêlez enfemble du charbon de farment de vignes & un peu de miel, & frottez en bien les dents.

Opiat pour blanchir les Dents.

303. Prenez de la gomme lacque, du corail préparé, du fang de dragon, du cachou de chacune une once, de la canelle, du gerofle, de la racin ede pyrèthre, de chacun 6 gros ; du fantal rouge, de l'os de feche, des coquilles

d'œufs calcinés de chacun 4 gros, du
sel marin décrépité un gros, le tout mis
en poudre fine, mêlez dans un mortier
de marbre avec suffisante quantité de
miel rosat.

Autre.

304. Prenez de la poudre du n°. suivant une once, lacque rouge des Pein-
tres deux gros, miel de narbonne écumé
4 onces, syrop de mûres deux onces,
huile essentielle de gerofle 2 gouttes,
formez du tout un opiat, on use de cet
opiat comme de la poudre, au bout
d'une petite brosse ou d'une racine préparée, l'opiat a la même vertu que la
poudre.

Poudre pour les Dents.

305. Prenez pierre ponce préparée,
terre sigillée préparée, corail rouge préparé de chacun une once, sang de dragon une demi-once ; crême de tartre
une once & demi, canelle deux gros,
gerofle un scrupule ; on forme de tout
une poudre que l'on mêle exactement.
Cette poudre sert à nettoyer & à blanchir les dents, & à les tenir propres ;
à prévenir les inconvéniens qui peuvent
arriver par l'amas du tartre ou de tout

autre dépôt ; on s'en fert avec une petite broffe, ou au bout d'une racine.
On mouille l'un & l'autre, afin que la
poudre s'y attache, & on s'en frotte les
dents ; enfuite on fe lave la bouche avec
un peu d'eau vulnéraire rouge, étendue
dans un peu d'eau. Au moyen de ces
attentions & de cette propreté, on fe
garantit des fluxions & de plufieurs accidens qui viennent aux dents & à la
bouche, par défaut de propreté.

Eau Anti-Peſtilentielle.

306. Prenez fcabieufe, véronique,
bourrache, bugloffe, ofeille, rhue, foucy, chardon bénit de chacune deux poignées & demi ; rofes rouges 3 poignées
& demi ; écorce de citron une once,
noix vertes 25, pilez le tout & diftillez au bain marie. Simon Pauli, auteur
de cette eau, y faifoit délayer un gros ou
un gros & demi d'un électuaire compofé
de diafcordium, de chardon-bénit pulvérifé, de fel de la même plante, & de
fyrop aigrelet de citron ; il recomman-
doit cette potion comme préfervative
contre la pefte.

Eau minérale propre dans les chaleurs du Foie.

307. Prenez vitriol verd une demi-once en une seule pierre, & la plus transparente qu'on pourra trouver; mettez la dans une cruche avec six pintes d'eau, bouchez-la bien, & infusez pendant 24 heures; ôtez ensuite doucement & par inclination deux pintes que vous coulerez par un linge; laissez ensuite reposer pendant 24 heures, & vous en tirerez encore deux autres pintes, que vous passerez aussi par un linge; gardez cette eau dans des bouteilles bien bouchés. Le malade en prendra deux verres tous les matins à jeun, il se promenera pendant une heure, & déjeunera deux heures après avoir bien bu; on peut garder le marc pour en bassiner les plaies après l'avoir fait chauffer. Ce remede est aussi bon contre la gravelle.

Eau des Trois-Noix contre l'Hydropisie.

308. Prenez chatons de noyer dix livres, pilez & macérez pendant 12 heures dans 12 livres de suc d'autres chatons; exprimez & passez, ensuite distillez à l'alembic, versez l'eau distillée sur

fix livres d'embryons des fruits, dès qu'ils commencent à paroître, & diftillez-les une feconde fois; enfin verfez cette eau diftillée fur fix livres de noix, quand elles commencent à mûrir, & lorfqu'elles font propres à confire, qu'on appelle communément cerneaux; diftillez une troifieme fois, & vous aurez ce qu'on appelle eau des trois noix. On prend cette eau dans l'hydropifie à la dofe de fix onces de 4 heures en 4 heures.

Eau cofmétique contre les Tâches du Vifage.

309. Prenez fel ammoniac purifié, fleurs de foufre de chacun 2 onces, eau de riviere 4 livres; mettez le tout dans un vaiffeau de verre, & expofez le au foleil ou au feu pendant quelques jours, paffez l'eau par inclinaifon.

Eau contre l'Hydropifie.

310. Prenez des feuilles de perven-che, de tanaifie & d'eupatoire d'avicenne de chacune deux poignées; pilez-les un peu, & faites-les macérer pendant 24 heures dans fix livres de lait de va-che nouvellement trait; diftillez enfuite le tout fuivant l'art, jufqu'à la concur-rence de 4 livres, laiffant le refte dans

la cucurbite, & gardez la liqueur dans des bouteilles bien bouchées, la dofe eft de 4 verres dans l'hydropifie formée.

Eau pour laver le vifage dans la Petite-Vérole.

311. Prenez de l'eau diftillée de fleurs de rofes, de fureau, de fcabieufe de chacune 5 onces, du vinaigre rofat & de celui de fureau de chacun 2 onces, du fel ammoniac un gros, de l'efprit-de-vin commun une demi-once, mêlez.

Eau camphrée contre les Fleurs-Blanches & la Galle.

312. Prenez vitriol romain, bol d'Arménie de chacun 4 onces, camphre une once, mêlez pour une poudre dont vous mettrez une once en 4 livres d'eau bouillante, retirez du feu & laiflez repofer le fond ; vous laverez les ulceres avec de cette eau que vous ferez chauffer ; elle mondifie, elle defleche, elle affermit, elle guérit le faint-feu & la galle des mains. Cette eau eft auffi utile dans les fleurs-blanches & dans les vices de matrice, fous la forme d'injection, en y ajoutant un peu de miel Egyptien, on ne l'injecte qu'en petite quantité, ce qu'on réitere fouvent.

G 4

Remede contre la Suppreſſion d'Urine.

313. Mettez deux livres de meliſſe bâtarde dans un alembic, avec autant d'herniole, ſoupoudrez-les de ſel; ajoutez-y un peu d'eau, laiſſez-les en digeſtion pendant 3 jours, après leſquels diſtillez-les au bain marie; remettez l'eau diſtillée juſqu'à 3 fois ſur de nouvelles herbes pilées, & gardez la derniere eau dans une bouteille bien bouchée. Dans la ſuppreſſion d'urine, de 4 heures en 4 heures, donnez-en 4 onces mêlées avec autant de vin blanc, & oignez le bas ventre, le périné & la région des reins avec l'huile ſuivante :

Faites infuſer au ſoleil pendant 3 jours dans de l'huile d'olive, ou faites-y bouillir légérement une poignée de cloportes, dix cantharides, & un ſcrupule de ſemences d'ammi : donnez en même-tems des lavemens avec la décoction de mauve, de méliſſe, d'herniole.

Eau végétale minérale.

314. Prenez de l'eau commune deux livres, de l'extrait de ſaturne depuis 2 gros juſqu'à une demi-once, mêlez. Cette eau s'applique extérieurement pour faire deſſécher les ulceres.

Eau vulnéraire.

315. Prenez racines & feuilles de grande confoude, feuilles de bugle, de brunelle, de fanicle, de plantain, d'œil-de bœuf, de millepertuis, de véronique, de mille-feuille, de fauge, d'origan, de calament, d'hyffope, de menthe, d'armoife, d'abfynthe, de bétoine, de grande fcrophulaire, d'aigremoine, de fcabieufe, de verveine, de fenouil, de petite centaurée, de nicotiane, d'arifto-loche, de clématite & d'orpin de chacune toutes épluchées 2 ou 3 poignées; racines d'ariftoloche ronde & longue de chacune une once concaffée, hachez les herbes & les fleurs, & mettez le tout dans un vaiffeau: verfez deffus fuffifante quantité de bon vin blanc, enforte qu'il furnage de deux ou trois doigts; laiffez les herbes en digeftion dans un lieu chaud pendant 2 ou 3 jours; faites-les diftiller enfuite jufqu'à ce que vous ayez retiré environ le tiers de la liqueur que vous y avez employé & gardez-la dans une cruche bien bouchée.

Eau Anti-Hyftérique.

316. Prenez des eaux de fleurs de

G 5

tilleul, de cérifes noires, d'hyrondelles avec caftoreum de chacune une once & demi, de la liqueur de corne-de-cerf, fucciné un fcrupule, du fyrop de fleurs de pivoine une demi-once, mélez.

Eau pour faire revenir le Lait aux Nourrices.

317. Prenez demi-feptier d'eau de verveine, & la faites prendre 3 heures après fouper, fans prendre aucune nourriture la nuit.

Eau de Mélisse composée.

318. Prenez feuilles fraîches de mélisse 6 poignées, écorce de citron féchée, noix mufcade, coriandre de chacune une once, girofle & canelle de chacune demi-once, après avoir haché les feuilles & concaffé les drogues, mettez-les dans un vaiffeau propre à les diftiller avec deux livres de vin blanc, & une demi-livre d'eau-de-vie. Laiffez ce mélange 3 jours en digeftion, après avoir couvert le vaiffeau de fon chapiteau, auquel vous joindrez ce récipient; vous en boucherez exactement les ouvertures, enfuite faites diftiller cette matiere au feu de fable modéré ou au bain-

marie. Cette eau eſt fort eſtimée pour
l'apoplexie, la léthargie, l'épilepſie,
pour les vapeurs, les coliques, la ſuppreſſion des ordinaires & celle des urines. On en donne une cuillerée, ou
pure, ou mêlée dans un verre d'eau,
ſelon les différentes maladies plus ou
moins violentes.

Eau Anti-Hyſtérique, propre pour les ma-
ladies des Poumons, & pour les Ulceres
des Yeux.

319. Mettez dans un alembic en digeſtion pendant 8 jours 12 livres d'ec-
laire, 36 écreviſſes de rivieres dépécées
& pilées légérement, deux livres de
miel; luttez l'alembic & diſtillez au bain-
marie; l'eau qu'on en retire, ſe boit
depuis deux onces juſqu'à quatre.

Eau vulnéraire & anti-ſeptique de Buc'hoz
pere.

320. Prenez des feuilles de nicotiane,
d'ariſtoloche, d'illecebra & de morelle
de chacune parties égales, mêlez & hachez le tout enſemble, enſuite mettez-
le dans un vaſe bien bouché, & imbi-
bez-le de vin blanc, enſorte que le vin
ſurnage d'un bon pouce, laiſſez le mé-
G 6

lange en digestion pendant 15 jours ; & distillez suivant l'art. Cette eau est très-spiritueuse ; elle est excellente appliquée extérieurement contre toutes sortes de plaies, de blessures, de contusions, contre les ulceres tant invétérés que nouveaux, & même contre la gangrenne.

Eau Céleste.

322. Prenez canelle fine, noix muscade, gingembre, zédoaire, galanga, poivre blanc de chacun une once ; six pelures de citron, 2 poignées de raisins de damas, autant de jujubes, une poignée de moëlle d'hyeble, 4 poignées de bayes de genievre bien mures, des semences de fenouil verd, des fleurs de basilic, de millepertuis, de romarin, de marjolaine, de pouillot, de stœchas, de roses muscades, de rhue, de scabieuse, de centaurée, de fumeterre & d'aigremoine de chacune une poignée, *spica nardi*, Bois d'aloës, graine de paradis, *calamus aromaticus*, macis, oliban, santal citrin de chacun 2 onces, aloës hépatique, ambre fin, rhubarbe 2 gros ; toutes ces drogues étant rassemblées & bien conditionnées, on pilera celles qui doivent être pilées & pulvérisées, on mettra le tout bien mélangé dans un

grand alambic de verre fort, d'un pied & demi de hauteur, & on versera de la bonne eau-de-vie par-dessus ces drogues, ensorte que l'eau-de-vie surnage au moins de 3 travers de doigts au-dessus des drogues; puis ayant bien bouché l'alembic, de peur de l'évaporation, on le mettra dans du fumier de cheval bien chaud en digestion l'espace de 15 jours, ensuite on fera distiller le tout au bain-marie toujours bouillant, après avoir muni l'alembic de son chapiteau & de son récipient, & après avoir bien lutté & scellé l'un & l'autre, on sera attentif à la distillation, de sorte qu'aussitôt qu'on s'appercevra, que ce qui tombe dans le récipient, change de couleur, on changera aussi-tôt de récipient, & on remettra la premiere eau distillée dans l'alembic, pour la purifier de son phlegme par une seule distillation; cette eau sera la vraie eau céleste.

Nota. Quand vous verrez cette seconde eau changer encore de couleur, tirant sur le roux, vous la mettrez en réserve bien bouchée dans un bocal de verre fort, puis vous délayerez une demi-livre de bonne thériaque, avec autant de thérébenthine de Venise, & d'huile d'amandes douces, vous mélangerez tout

cela avec le marc qui est resté dans l'a-
lembic, & passerez la distillation au feu
de sable violemment, pour avoir la vraie
huile de baume, qui doit être comme
un miel clair.

Si l'on se frotte le matin avec cette
eau le front, les paupieres des yeux,
le derriere de la téte, & sur la nuque
du cou, elle rend les personnes promp-
tes & habiles à bien apprendre, elle
fortifie la mémoire, aiguillone les esprits, & conforte merveilleusement la
vue : en le mettant avec un morceau
de coton dans les narines, c'est un sou-
verain céphalique pour purifier le cerveau de toute superfluité, humeurs froides & cathareuses ; si de 3 jours l'un
on en boit une cuillerée, elle maintient
la personne en vigueur, & dans un tel
embonpoint, que la beauté se conserve
jusqu'à la décrépitude ; elle est souve-
raine contre la courte haleine, & la
rend agréable ; elle a encore beaucoup
d'autres qualités, qu'il seroit trop long
de rapporter ici.

Pour faire la véritable Eau de la Reine d'Hongrie.

324. Vous mettrez dans un alembic
une livre & demi de fleurs de romarin

bien seches, fleurs de pouliot, de marjolaine, de chacune une demi-livre; & par-dessus tout cela 3 pintes de bonne eau-de-vie, ayant bien bouché l'alembic pour empêcher l'évaporation, vous la mettrez durant 28 heures en digestion dans du fumier de cheval bien chaud, ensuite vous ferez distiller au bain-marie. L'usage de cette eau est d'en prendre une ou deux fois la semaine le matin à jeun, la quantité d'un gros, avec quelqu'autre liqueur ou boisson; de s'en laver le visage & tous les membres, où l'on sent quelque douleur ou débilité. Ce remede renouvelle les forces, dissipe les nuages de l'esprit, fortifie la vue, & la conserve jusqu'à une vieillesse décrépite, fait paroître jeune la personne qui en use; est excellente pour l'estomach & la poitrine, en s'en frottant souvent la région. Ce remede ne veut point être chauffé, soit qu'on s'en serve par potion, soit par friction.

Autre maniere de faire l'Eau de la Reine d'Hongrie.

325. Remplissez à moitié une cucurbite de cuivre ou de grais avec des fleurs de romarin cueillies dans leur plus grande force; versez-y de l'esprit-de-

vin, jufqu'à ce que les fleurs puiffent
tremper ; mettez la cucurbite au bain-
marie, & après l'avoir bien lutté avec
le chapiteau & le récipient, donnez-
lui un feu de digeftion pendant 3 jours,
après lefquels vous déluterez les vaif-
feaux, & verferez dans la cucurbite,
ce qui fera diftillé ; raccommodez enfuite l'alembic, & augmentez le feu
pour faire diftiller la liqueur, enforte
qu'une goutte ne tarde point à fuivre
l'autre ; lorfque vous en aurez tiré environ les deux tiers, ôtez le feu, laiffez
refroidir les vaiffeaux, vous trouverez
dans le récipient une très-bonne eau-
de-vie, que vous garderez dans une
fiole bien bouchée ; il faut diftiller l'eau
de la Reine de Hongrie avec un feu
affez fort, autrement l'efprit-de-vin mon-
teroit feul, ou n'enleveroit avec lui que
très-peu d'effence.

Pour faire de l'Eau de Rofe.

326. Pour faire une excellente eau
de rofes, vous ferez cueillir deux ou
trois heures après le lever du foleil,
& par un temps bien ferein, une affez
grande quantité de rofes pour pouvoir
en exprimer 4 livres de fuc. Pour plus
grande facilité, pilez vos rofes dans un

mortier de marbre; quand elles feront en pâte, laiffez-les repofer 5 ou 6 heures dans leur jus, mettez-les enfuite dans un linge d'un tiffu peu ferré, ayant exprimé 4 livres de fuc ou 2 pintes, vous y mettrez en infufion deux livres de rofes nouvellement cueillies; faites durer l'infufion pendant 24 heures, verfez le tout dans un alembic de verre couvert de fon chapiteau, placez l'alembic au bain de fable, & diftillez par un feu doux, augmentez la violence par degrés, jufqu'à ce que les gouttes fe fuccèdent rapidement les unes aux autres; quand vous aurez recueillis deux livres ou une pinte d'eau, vous laifferez éteindre le feu & refroidir les vaif-feaux. D'abord votre eau fera peu odo-rante, mais expofez la au foleil pendant 8 jours dans une bouteille légérement bouchée d'un morceau de papier, elle acquerrera bientôt une odeur merveil-leufe ; ou bien

Faites infufer dans 10, 20 ou 30 livres de fuc de rofes exprimées, comme nous venons de le dire, une quantité de feuilles de rofes, proportionnées & cueillies avec la précaution ordinaire. Après une infufion de 24 heures, ver-fez vos fleurs dans un alembic à gorge

abaiſſée, diſtillez au feu de ſable, &
tirez tout ce que vous pourrez, faiſant
toujours attention qu'il ne faut pas aller
juſqu'à ſiccité, de crainte de l'empyreume;
démontez pour lors votre alembic, jettez comme inutile tout ce qui ſe trouvera au fond de la cucurbite, verſez-y
l'eau nouvellement diſtillée, ajoutez-y
une bonne quantité de roſes fraîchement cueillies, adoptez le réfrigerent,
placez l'alembic au bain de ſable, &
réitérez la diſtillation. A cette ſeconde,
contentez-vous d'un peu plus de la moitié de l'eau que vous aurez verſé dans
la cucurbite ; ſuppoſons qu'elle en contienne 8 pintes, vous vous contenterez
de cinq à ſix. Pour imprimer à l'eau
de roſe faite de la ſorte, toute l'odeur
dont elle eſt ſuſceptible, vous l'expo-
ſerez au ſoleil.

L'eau de roſe eſt excellente pour ſe
laver les yeux tous les matins ; on s'en
ſert dans les collyres qu'on preſcrit pour
l'inflammation de ces parties, elle convient en outre dans pluſieurs maladies.

Eau de Fleurs d'Orange.

325. Après avoir cueilli deux heures
avant le lever du ſoleil, & par un temps
ſerein de la fleur d'orange, épluchez-la

feuille à feuille, & jettez comme inutiles les étamines & le reste, remplissez de ces feuilles ainsi épluchées les deux tiers d'une cucurbite de fer blanc, adaptez le chapiteau garni de son réfrigérent & à gorge très-basse; il ne faut pas qu'elle ait plus de deux pouces au-dessus de la cucurbite; placez l'alembic ainsi disposé dans un bain-marie, & distillez à très-grand feu. Vous ne risquez rien de la pousser même avec violence; le bain-marie est suffisant pour empêcher les fleurs de brûler; en vous servant de cette méthode ne tirez point à la quantité, mais à la qualité. Si vous avez mis 9 livres de fleurs d'orange dans votre alembic, contentez-vous de 3 ou 4 pintes d'eau aromatique; vous pouvez cependant continuer votre distillation, & réserver la derniere à part; elle a son mérite. Pendant l'évaporation ayez grand soin de changer souvent l'eau du réfrigérent, & de la tenir le plus fraîchement qu'il sera possible; par ce moyen votre eau ne sentira point l'empireume, & la quintessence restera plus intimement liée avec son phlegme; ou bien

Prenez 4 livres de fleurs d'orange, pilez-les dans un mortier de marbre sans les éplucher, verfez fur ces fleurs 9 pintes d'eau commune, diftillez au feu ouvert, vous retirerez 5 ou 6 pintes d'eau fort odorante. Si vous voulez la rendre encore meilleure, tirez pour la premiere fois jufqu'à 7 pintes, démontez l'alembic, jettez ce qui fe trouvera dans la cucurbite, verfez-y l'eau que vous venez de diftiller, ajoutez deux livres de nouvelles fleurs pilées comme les premieres : recommencez votre diftillation, jufqu'à la quantité de cinq ou fix pintes, ceffez pour lors, prenez garde de ne point trop tirer, de peur que vos fleurs ne reftent à fec & ne brûlent. L'eau de fleurs d'orange eft d'un ufage très-étendu, elle eft très eftimable par fon odeur aromatique, on l'emploie avec fuccès pour les vapeurs hyftériques.

Eau Vulnéraire de M. Chomel.

325. Prenez des racines & feuilles de grande confoude, des feuilles de bugle, de brunelle, de fanicle, de plantain, d'œil-de-bœuf, de millepertuis, de véronique, de mille-feuille, de fauge, d'origan, de calament, d'hyffope, de menthe, d'armoife, d'abfynthe, de bétoine, de grande fcrophulaire, d'aigre-

moine, de scabieuse, de verveine, de fenouil, de petite centaurée, de nicotiane, d'aristoloche, de clématite & d'orpin, de chacune toute épluchée 2 ou 3 poignées ; racines d'aristoloche ronde & longue concassée, de chacune une once. Hachez les herbes & les fleurs, & mettez le tout dans un vaisseau ; versez par-dessus suffisante quantité de bon vin blanc, ensorte qu'il surnage de 2 ou 3 doigts ; laissez les herbes en digestion dans un lieu chaud pendant 2 ou 3 jours ; faites-les ensuite distiller jusqu'à ce que vous ayiez retiré environ le tiers de la liqueur qu'on y a employée, & gardez-le dans une cruche bien bouchée; plusieurs personnes choisissent le temps de vendanges pour faire leur eau vulnéraire; elles mêlent leurs herbes avec du raisin, & les laissent fermenter ensemble pendant environ un mois ; souvent elles y ajoutent, pour rendre la liqueur plus forte, quelques pintes d'eau-de-vie, après quoi elles distillent le tout. La premiere eau qu'on retire par la distillation de ce mélange est très spiritueuse ; on la nomme eau vulnéraire double ; celle qui vient sur la fin de l'opération est moins chargée de principes volatils & sulfureux, &

s'appelle pour cette raison eau vulnéraire simple. Il faut avoir grand soin
de ne la pas mêler ; si on veut avoir
une eau vulnéraire plus déterfive, on
peut diffoudre dans cette eau le fel fixe
tiré par la lixiviation du marc des herbes feches & réduit en cendres ; par
ce moyen on a une eau excellente pour
les ulceres & les vieilles plaies ; mais
il n'en faut pas prendre pour lors intérieurement. L'eau vulnéraire faite avec
le vin blanc eft recommandée pour l'in-
térieur ; la dofe eft d'une ou deux onces dans les chûtes confidérables, pour
prévenir les dépôts intérieurs. *Cette for-
mule eft prefque la même que celle du n°. 315.*

Electuaire Anti-Vénérien de Marquet.

327. Prenez un gros de mercure ré-
vivifié de cinabre, & deux gros de fleurs
de foufre, faites par la trituration de
l'éthiops minéral ; prenez ces 3 gros
d'éthiops minéral, un gros & demi de
racines de patience pulvérifée, pareille
quantité de feuilles de méliffe auffi pulvérifée & tamifée ; un demi-fcrupule de
poudre de viperes, un fcrupule d'antimoine crud porphyrifé, miel de narbonne, & fyrop de capillaire fuffifante
quantité pour faire un électuaire dont la

dofe fera d'un gros, & même de deux
à prendre le matin à jeun, & par deſſus
une infuſion theiforme de ſcabieuſe,
contre les maladies vénériennes, après
avoir fait prendre les remedes généraux.

Electuaire de Syrinham contre les Rhuma-
tifmes fcorbutiques.

328. Prenez de la conferve de cochlearia 2 onces, de l'alleluia une once,
de la poudre d'arum compofée fix gros,
du fyrop d'orange une fuffifaüte quantité, faites un électuaire dont la dofe
eſt de deux gros, à prendre 3 fois par
jour pendant un mois entier.

Electuaire Anti-Scorbutique de Malouin.

329. Prenez cubebes 2 gros, myrrhe
& oliban, de chacun 3 gros, chamæ-
drys, racines d'année de chacun 4 gros,
gomme ammoniac, bois balfamique, femences de thlafpi, rammi de chacun fix
gros, écorce de winter, de pouliot de
montagnes de chacun une once, racines d'arifloloche, de gentiane, bayes
de genievre, femences de moutarde,
fommités d'abfynthe, de petite centaurée, de petite fauge, fleurs de camomille & extrait antimonial, extrait de
genievre, thériaque de chacun 2 onces,

conferve de citron, d'aunée, de chacune 8 onces, on pulvérifera ce qui
doit être pulvérifé, on paffera enfuite
par un tamis & on mêlera; on mêlera
enfuite les extraits, les conferves & la
thériaque, après quoi on y ajoutera 5
livres & demi de miel de cochlearia, la
dofe eft depuis 5 grains jufqu'à un demi-
gros, & même jufqu'à un gros, on en
fera des bols avec des poudres d'anis;
ce remede eft très-bon dans la cacochymie, la cachexie & le fcorbut.

Electuaire difobftructif contre la Cachexie.

330. Prenez du fafran de mars apéritif 3 gros, de la magnéfie blanche,
de la gomme ammoniac, de la poudre
tempérante de fthal, de chacun un gros
& demi, de la maffe des pilules balfamiques purgatives d'Hoffman une demi-
once, du favon de Venife deux gros,
de l'élixir de propriété un demi-gros,
du fyrop d'abfynthe compofé une fuffifante quantité pour faire un électuaire
dont la dofe fera de 2 fcrupules 2 fois
par jour.

Electuaire contre les Maux de Tête.

331. Prenez conferve de fleurs de
bétoine,

bétoine, d'œillet de chacune une once, racines de pivoine mâle pulvérifée une demi-once, bois d'aloës, de fantal citrin, de chacun un gros, corail rouge, perles pareille quantité ; faites un électuaire avec une fuffifante quantité de fyrop de capillaire.

Electuaire cardiaque de Sydenham contre la Manie.

332. Prenez de la conferve d'abfynthe, de romarin, & de la thériaque d'andromaque, de chacune une once, de la conferve d'écorce d'orange, de l'angélique confite, de la noix mufcade pareillement confite, de chacune une demi-once, avec une fuffifante quantité de fyrop d'œillet ; faites un électuaire, dont la dofe eft d'un gros & demi deux fois le jour, en buvant par-deffus un verre de vin de Canarie, dans lequel on aura fait infufer des fleurs de prime-vere ; on faignera copieufement le malade du bras 3 fois, en laiffant 3 jours d'intervalle entre chaque fois, enfuite on le faignera à la jugulaire, après quoi on lui fera prendre toutes les femaines des pilules *de duobus* à la dofe d'un demi gros, ou de deux fcrupules.

H

Electuaire vermifuge.

333. Prenez de l'éthiops minéral, du safran de mars apéritif, de chacun 2 gros, du cinabre d'antimoine, de la gomme de gayac de chacun un gros, de la semence de santoline, de coralline pulvérisée, de la rhubarbe aussi pulvérisée, de chacun un demi-gros, de la conserve d'absynthe une once, de l'huile de genievre, de sabine, de chacune dix gouttes, du syrop d'écorce de citron ou d'orange une quantité suffisante, faites un électuaire dont la dose est d'un gros matin ou soir.

Electuaire stomachique.

334. Prenez du safran de mars apéritif 3 gros, de la magnéfie blanche, de la poudre tempérante de sthal, du magistere de corail, de l'écorce de cascarille pulvérisée, des perles occidentales de chacun 2 gros, mêlez le tout exactement, ensuite ajoutez de l'extrait de fumeterre, de chicorée, de la conserve d'absynthe, de chacun une demi-once, faites un opiat avec une suffisante quantité de syrop de pommes, la dose est d'un gros tous les matins.

Electuaire contre les Obstructions.

335. Prenez de la limaille d'acier une demi-once, du succin préparé, de la magnésie blanche, de la terre foliée de tartre de chacun deux gros, du cinabre natif, des cloportes préparés, de l'aloës succotrin, de la gomme de genievre, de lierre, de myrrhe pulvérisé, de chacun un gros, de l'extrait de fumeterre, de petite centaurée, de chardon-bénit, de cochlearia, de chacun deux gros & demi, de l'extrait d'ellebore noir un gros, du syrop d'armoise suffisante quantité pour faire un électuaire dont la dose est d'un gros à prendre pendant quinze jours.

Electuaire contre la Fievre Intermittente.

336. Prenez du rob de sureau une once & demi, de la poudre de quinquina six gros, de la poudre de fleurs de camomille deux gros, de l'extrait de petite centaurée un gros, de la conserve de roses 2 onces; faites un électuaire dont la dose est d'un gros à prendre chaque 4 jours, hors des paroxismes de la fievre.

Electuaire propre à purifier la masse du Sang, & contre plusieurs maladies Chroniques, telles que la Jauniße, les Pâles Couleurs, les Obstructions & les maladies de la Peau.

337. Prenez éthiops minéral préparé fans feu une demi-once, extrait de racines de patience, de celles de bardane, de feuilles de fumeterre, d'abfynthe de méliffe, de chacune 2 gros, rhubarbe un gros, miel-vierge deux onces, mêlez le tout enfemble avec une fuffifante quantité de fyrop de fcabieufe, la dofe eft d'un gros, & par-deffus une infufion theiforme de feuilles de fumeterre.

Remede expérimenté contre les Fleurs-Blanches.

338. Prenez éthiops minéral une once, racines de filipendule & de biftorte pulvérifées, de chacune 2 gros; extrait de mélilot, de bugle, de millefeuille, de thalictron, de menthe & de méliffe, de chacun un gros, du miel une once, mêlez, faites un électuaire avec une fuffifante quantité de fyrop d'églantier, la dofe eft d'un gros à prendre

matin & foir, & par-deffus une infufion theiforme de pervenche ; on fait
en même-temps des injections avec de
l'eau, dans laquelle on a fait macérer
des feuilles & des fleurs de romarin pendant la nuit.

Elixir ftomachique.

339. Prenez racines de contrayerva,
d'aunée concaffée, de chacune 3 onces,
efprit - de - vin rectifié 9 onces, infufez
lé tout pendant 3 jours au bain de fable dans un matras bien clos, laiffez-
les enfuite repofer pendant quelques
heures & paffez ; la dofe eft de 5 à 6
gouttes.

Elixir contre les Vents, & ftomachique.

340. Prenez effence de gentiane rouge,
de pimprenelle blanche, de cafcarille,
de quinquina, liqueur anodine d'hoffman, de chacune demi-once, huile de
cedre, de macis, de chacune 10 gouttes,
mêlez ad vitrum. la dofe eft de 40
gouttes.

Quinteffence de Liquidambar.

341. Prenez de l'ambre gris un gros
& demi, du fucre candy deux gros,

du fuccin blanc 2 onces, pareille quantité de liquidambar; de l'efprit éthéré de genievre une demi-livre; faites diffoudre & circuler le tout dans un vafe ample pendant 2 ou 3 jours, paffez enfuite la liqueur au travers d'un linge mouillé avec l'efprit-de-vin pour la conferver bien bouchée, la dofe eft depuis huit gouttes jufqu'à dix dans les foibleffes, comme remede cordial de M. Butler, Officier Irlandois.

Elixir balfamique d'Hoffman.

342. Prenez extrait d'abfynthe, de chardon-bénit, de la poudre de fuccin, de myrrhe choifi, de fel de tartre de chacun un gros, de l'écorce d'orange une once, mêlez & digérez avec une livre de vin d'Efpagne ou de Hongrie: la dofe eft de 8 & 9 gouttes.

Autre du même Auteur.

343. Prenez racines de gentiane rouge, écorce d'oranges récentes, de chacune une demi-once; extrait de chardon-bénit, de mille-feuille, de camomille vulgaire, de chacun 2 gros, fel de tartre 3 gros, fafran, myrrhe choifie, fuccin pulvérifé, de chacun un gros & demi,

infufez le tout avec une livre de vin
de Hongrie, digérez & paffez; la dofe
eft d'une cuillerée.

Elixir pectoral d'Hoffman.

344. Prenez effence de réglifle, de
fafran, d'efprit de fel ammoniac, de
teinture de tartre, de chacune une
demi-once, huile d'anis, bois de fafla-
fras, macis de chacun 15 gouttes, mêlez pour l'ufage.

Remede contre les Vents, les Spafmes, l'Hypocondriacie & la Paffion hyftérique.

345. Prenez teinture de tartre, effence d'écorce d'orange, efprit de nitre
dulcifié, de chacun 2 gros, camphre
dix grains; la dofe eft de 15 gouttes
à prendre chaque deux heures; on peut
ajouter autant qu'il en faut de teinture
de caftor.

Emplâtre purgatif pour appliquer fur le Bas-Ventre.

346. Prenez fuc d'hyeble demi-livre;
fine farine de froment 2 onces; après
les avoir fait bouillir pendant une demi-

heure, faites un emplâtre purgatif pour appliquer fur le bas-ventre.

N. Ce remede eſt nommé improprement emplâtre, il n'en a pas le caractere eſſentiel.

Emplâtre contre les Tumeurs dures & profondes.

347. Prenez de l'emplâtre de cigue avec les gommes 3 gros, de l'emplâtre diachylon 2 gros, du galbanum paſſé, de la thérébentine & du mercure crud, de chacun un gros, du baume de ſoufre un demi-gros, faites un emplâtre ſelon l'art.

Emplâtre anodin calmant pour le Schirre, qu'on ne peut ni réſoudre, ni extirper.

348. Prenez ſuc récemment exprimé & purifié des feuilles de juſquiame, de panais de jardin, de cigue aquatique, de chacun 4 onces, faites-les cuire à petit feu, laiſſez-les s'épaiſſir, & ſur la fin ajoutez cire blanche 8 onces; huile infuſée de roſes une once; faites un emplâtre ſelon l'art.

Emplâtre contre les Hernies.

349. Prenez maſtic une once & demi,

labdanum 3 gros, hyacinthe un gros, noix de cyprès 3 gros, terre figillée un gros, poix noire une once, thérében-tine de Venife un gros, cire jaune une once, racines de grande confoude une demi-once, faites un emplâtre felon l'art.

Emplâtre pour les Mammelles.

350. Prenez blanc de baleine une once, cire blanche 2 onces, galbanum préparé avec le vinaigre une demi-once, huile de fureau une fuffifante quantité. On emploie cet emplâtre dans toutes les tumeurs des mammelles, & même dans les écrouelles, dans le lait épaiffi; rien ne lui eft comparable.

Emplâtre d'Opium.

351. Prenez diachylum neuf onces, mercure crud deux onces, opium une once; mêlez felon l'art. Cette emplâtre convient très-bien appliquée extérieure-ment pour appaifer les douleurs de la goutte, & celles qui viennent de ma-ladies vénériennes.

Emplâtre contre l'Enchylofe.

352. Prenez emplâtre de mélilot, de

H 5

mucilage, de chacune une once, du galbanum choifi 5 gros, de l'huile de caftoreum un gros, mêlez exactement pour un emplâtre qu'on étend fur le chamois.

Emplâtre pour meûrir les Abcès.

353. Prenez du nitre, de la gomme ammoniac, de chacune pareille quantité, faites macérer dans du vinaigre, ou prenez des pyrites, de la gomme ammoniac de chacun 12 onces, de la poix liquide une fuffifante quantité pour un emplâtre.

Emplâtre contre les Ecrouelles de M. Mallouin.

354. Appliquez des limaçons fur les tumeurs en forme de cataplafme, ou prenez de la racine de fcrophulaire récente arrachée en automne, broyez-la avec pareille quantité de beurre, mettez enfuite le tout dans une bouteille de terre en un lieu humide pendant 15 jours, faites fondre enfuite au bain-marie, & paffez.

Emplâtre contre les Cloux des Pieds.

335. Prenez de la gomme ammoniac

diſſoute dans du fort vinaigre & épaiſſie 2 onces, de la réſine de pin une once, du vitriol de cyprès pulvériſé deux gros & demi, du précipité verd 4 ſcrupules, faites un emplâtre ſelon l'art; il faut amollir la réſine dans l'eau bouillante, & la rendre maniable pour la mêler avec la gomme ammoniaque diſſoute dans le vinaigre, & cuite à conſiſtence. On ajoutera le vitriol & le précipité, juſqu'à ce que l'emplâtre ait acquis la conſiſtence.

Emplâtre contre les Loupes & les Gouettes.

356. Prenez de l'emplâtre de *vigo cum mercurio* une once, de l'emplâtre de mucilage, d'oxycrocus, de chacun une demi-once, de la ſuie, du ſoufre vif, du ſel de nitre, du cumin pulvériſé, de chacun un gros, faites la mixtion ſur le feu avec une ſuffiſante quantité de thérébentine; ou bien prenez gomme ammoniaque, ſagapenum, de chacune 2 onces, diſſolvez le tout dans du très-fort vinaigre pour une colature, cuiſez enſuite juſqu'à une certaine conſiſtence, & ajoutez-y de l'antimoine crud ſubtilement pulvériſé une once, faites l'emplâtre ſelon l'art.

H 6

Toile Gaultier.

357. Prenez huile rosat une demi-livre, suif de bouc 4 onces, cire dix onces, litharge, résine de pin, encens, mastic, de chacun 2 onces, bol d'arménie, farine volatile, de chacun une once, faites un emplâtre selon l'art, dans lequel, lorsqu'il bouillera, vous mettrez une vieille toile.

Autre.

358. Prenez emplâtre diapalme, diachylon simple, de chacune une livre, emplâtre de céruse une demi-livre; quand le tout sera fondu, vous y mêlerez une once & demi d'iris de Florence, trempez-y de la vieille toile, faites selon l'art un sparadap, qui est très-recommandé pour les vieux ulceres.

Emplâtre odontalgique.

359. Prenez gomme elemi, poix navale, emplâtre *diachylon magnum*, mastic, de chacun une once, farine de feves deux onces, acacia uraï, labdanum de chacun une demi-once, opium thébaïque deux gros, cantharides un demi-

gros, thérébentine de Venife 4 onces, faites un emplâtre felon l'art.

Emplâtre pour les Defcentes du Prieur de Cabrieres.

360. Prenez labdanum 3 gros, maftic une demi-once, 3 noix de cyprès, thérébentine de Venife & cire neuve, de chacune une once, hypocifle & terre figillée, de chacun un gros, racine de grande confoude une demi-once, faites du tout un emplâtre felon l'art : on l'applique fur la partie après la réduction. Il faut pendant ce temps, que le malade prenne pendant 20 jours de l'efprit de fel bien rectifié, à différentes dofes, felon l'âge. Pour les enfans, depuis 6 jufqu'à 10 ans, on en met 4 fcrupules dans une livre de bon vin, on leur en donne 2 onces par jour. Depuis 10 jufqu'à 14, on met deux gros d'efprit de fel fur la même quantité de vin. Depuis 14 jufqu'à 20, on en met deux gros & demi, & aux perfonnes plus âgées, on met jufqu'à 5 gros d'efprit de fel fur la même dofe de bon vin.

Emulfion contre la Pierre, la Colique né-
phrétique, & la Suppreffion d'urine.

361. Prenez fix bayes d'alkekenge ;
après les avoir pilées, faites-les infufer
dans un grand verre de vin blanc ; prefcrivez la décoction contre la pierre, la
colique néphrétique, & la fuppreffion
d'urine.

Emulfion contre l'Acrété de Poitrine.

362. Prenez une douzaine d'amandes
douces pilées, femences froides deux
gros ; femences de pavot blanc demi-
once ; pilez le tout dans un mortier de
marbre, en verfant par-deffus peu-à-peu
fix onces d'eau de lys ; ajoutez à la colature une once de fyrop de nénuphar
pour une émulfion, à prendre à l'heure
du fommeil.

Emulfion purgative.

363. Prenez depuis 4 jufqu'à 8 grains
& même davantage, fuivant le tempérament du malade, de réfine de jalap
en poudre, ajoutez 12 grains de fel de
tartre, un peu de fucre, broyez le tout
exactement, & verfez par-deffus peu-à-
peu 10 ou 12 onces de lait d'amandes

douces un peu tiede. Donnez le tout
en deux doses égales, à une heure l'une
de l'autre, chauffée au bain marie.

Emulsion contre la Jauniße.

364. Prenez des semences d'ancholie
& d'alkekenge, de chacune demi-gros;
pilez-les dans un mortier, en versant
dessus peu-à-peu 5 onces d'eau de chélidoine, & une once de syrop d'absynthe, pour une émulsion à prendre contre la jaunisse.

Contre la Dyßurie, ou Ardeur d'Urine.

365. Prenez une douzaine d'amandes
douces pilées, semences de melon & de
courges, de chacune un gros & demi,
semences de pavots blancs une demi-
once, que vous pilerez dans un mortier de pierre, en versant peu-à-peu
dessus 5 onces de décoction d'orge entier; l'on délayera dans la colature six
gros de syrop de nenuphar, pour une
émulsion à prendre le soir.

Autre contre la même maladie.

366. Prenez une douzaine d'amandes
douces pilées, des semences de pin une
demi-once, que vous pilerez dans un

mortier de marbre, en verfant peu à-peu deffus 5 onces d'eau de pariétaire, vous ajouterez à la colature une once de fyrop de limon, pour une émulfion à prendre le foir.

Emulfion contre la Toux, l'ardeur d'Urine, la Dyffenterie & la Petite-Vérole.

367. Prenez une douzaine d'amandes douces fans écorce, des femences de melon & de courges, de chacune un gros & demi; une demi-once de femences de pavots blancs; pilez le tout dans un mortier de pierre, verfant peu-à-peu par-deffus 5 onces de décoction d'orge; délayez dans la décoction fix gros de fyrop de nenuphar, pour une émulfion à prendre le foir en fe couchant dans la toux & les affections de poitrine; elle eft auffi très-efficace contre les ardeurs d'urine, la dyffenterie, la petite-vérole; en un mot, dans tous les cas où il faut rafraîchir en adouciffant le fang, & calmer les douleurs qui viennent de fon acrété & de fa diffolution.

Contre la Cacochymie.

368. Prenez dix grains d'épurge,

amandes douces une douzaine, que vous pilerez dans un mortier de pierre, en versant peu-à-peu par-deffus jufqu'à 6 onces d'eau & une once de fyrop de capillaïre, pour une émulfion purgative fort agréable à prendre.

Emulfion contre l'Acrété du Gofier.

369. Prenez noyaux d'amandes douces 3 onces, pilez-les dans un mortier de marbre, en verfant par-deffus peu-à-peu une livre de décoction d'orge & de régliffe : on y ajoutera 2 onces de fyrop de tuffilage, pour une émulfion à prendre en 2 fois, contre les acrétés de gofier.

Emulfion contre le Flux hépatique.

370. Prenez une douzaine d'amandes douces pelées, des quatre grandes femences froides, des femences de pourpier & de plantain, de chacune un gros, que vous pilerez dans un mortier de pierre, en verfant par-deffus des eaux de pourpier & de pavot blanc 5 onces, fyrop de limon une once, pour une émulfion à prendre tous les foirs.

Emulſion contre la Rougeole & la Petite.
Vérole.

371. Prenez ſemences de melon un
gros; ſemences d'ancholie deux ſcrupules; 5 onces d'eau de pavots rouges:
faites une émulſion, dans laquelle on
délayera une once de ſyrop de coquelicot, pour prendre contre la rougeole
& la petite-vérole.

Emulſion contre la Gonorrhée.

372. Prenez ſemences de chanvre &
de pavot blanc, de chacune deux gros,
pilez-les dans un mortier de marbre,
en verſant peu-à-peu par-deſſus 5 onces
d'eau de nénuphar; ajoutez à la colature ſyrop de nénuphar une once, ſel
de prunelle un ſcrupule, pour une émulſion à prendre deux heures après le
ſouper.

Emulſion contre la Frénéſie.

373. Prenez des 4 grandes ſemences
froides ſix gros, ſemences de pavot
blanc deux gros, décoction d'orge demi-
livre, eau de laitue & de nénuphar,
de chacune 2 onces, eau de roſes une
once, pour une émulſion pour deux

doſes; vous ajouterez à chaque doſe ſyrop violat une once.

Emulſion contre la Pierre & la Rétention d'Urine.

374. Prenez des amandes de noyaux de cériſe & de pin, de l'huile tirée par expreſſion des ſuſdits noyaux, de chacun deux gros, pilez-les dans un mortier de marbre, en verſant peu-à-peu de l'eau de pariétaire juſqu'à la quantité de ſix onces; ajoutez ſix gros de limon, pour une émulſion à prendre dans la pierre & la rétention d'urine.

Emulſion contre la Pierre.

375. Prenez des ſemences d'herbe aux perles, d'ortie & de creſſon d'eau, de chacune un gros; broyez-les dans un mortier de marbre, en verſant peu-à-peu par-deſſus ſix onces d'eau de pariétaire, une once de ſyrop de nénuphar pour une émulſion.

Emulſion contre la Pleuréſie.

376. Prenez dix amandes douces pilées, ſemences de chardon-bénit deux gros; pilez-les dans un mortier de marbre, en verſant par-deſſus peu-à-peu 4

onces d'eau de chardon-bénit ; ajoutez
à la décoction une once de ſyrop de
coquelicot, pour une émulſion à prendre contre la pleuréſie.

Emulſion contre la Rétention d'urine.

377. Prenez des amandes douces pelées 12 ou 15, ſemences de bardane
demi-once, pilez-les dans un mortier
de marbre, en verſant peu-à-peu par-
deſſus 5 onces d'eau de bardane ; vous
délayerez dans la colature une once de
ſyrop des 5 racines apéritives, pour une
émulſion.

Emulſion contre la Toux.

378. Prenez des ſemences de pavot
blanc une once, pilez-les dans un mortier de marbre, en verſant peu-à peu
par-deſſus 5 onces d'eau de lys ; ajoutez à la colature ſyrop de tuſſilage une
once pour une émulſion.

Emulſion contre la Toux invétérée.

379. Prenez une once de noyaux de
noiſettes pélés & lavés dans de l'eau
chaude ; pilez-les dans un mortier de
marbre, en verſant peu-à-peu par-deſſus 5 onces de vin blanc ; on ajoutera

à la décoction une once de syrop de fleurs de tussilage, pour une émulsion à prendre dans la toux invétérée.

Emulsion purgative.

380. Prenez 10 grains de racine de jalap, dix amandes douces sans écorce, pilez-les dans un mortier de marbre, en les arrosant peu-à-peu avec six onces d'eau de fontaine, vous y ajouterez une once de syrop de capillaire, pour une émulsion purgative très-agréable.

Emulsion contre l'Apoplexie.

381. Prenez 16 amandes de pêcher dépouillées de leur écorce; pilez-les dans un mortier de marbre, ajoutez 4 onces d'eau de pouliot, pour une émulsion à prendre dans l'apoplexie.

Emulsion contre les Tranchées des Femmes en couche.

382. Prenez 12 amandes douces pélées, demi-once de pavot blanc, que vous pilerez dans un mortier de marbre, en ajoutant peu-à-peu 5 onces d'eau de lys; l'on délayera dans la colature une once de syrop de capillaire; une demi-once de syrop de pavot blanc,

pour une émulfion propre à appaifer les tranchées des femmes en couche.

Emulfion contre la Rétention d'urine.

383. Prenez femences de violettes une once ; pilez-les dans un mortier de marbre, en verfant peu-à-peu par-deffus 6 onces d'eau de chiendent ; délayez dans la décoction une once de fyrop violat, pour prendre dans la rétention d'urine.

Emulfion contre le Piffement de Sang.

384. Prenez des amandes douces dépouillées de leurs écorces 5 paires, des femences d'ortie un gros, que vous pilerez dans un mortier de marbre, verfant peu à-peu par-deffus 4 onces de fuc d'ortie, & une once de fyrop violat, pour une émulfion à prendre quand on piffe le fang.

Emulfion contre la Pthyfie.

385. Prenez des 4 femences froides majeures un gros & demi, 2 amandes douces pélées dans de l'eau chaude, pilez le tout dans un mortier de marbre, en verfant doucement deffus un grand verre d'infufion d'une pincée de

véronique, & d'une demi-pincée de lierre terreftre; ajoutez à la décoction une demi-once de fyrop de guimauve; faites une émulfion à prendre en une dofe le matin à jeun, & autant le foir dans la pthyfie.

Emulfion propre dans les Fievres malignes & la Petite-Vérole.

386. Prenez amandes douces pélées une demi-once; graines d'ofeille, de melon & de chardon-bénit, de chacune deux gros; pilez dans un mortier de marbre, en verfant peu-à-peu de l'eau de fcabieufe, d'ulmaria & de fcorfonere, de chacun 4 onces; faites une émulfion pour 2 dofes, ajoutant à chacune une demi-once de fyrop d'œillet, à prendre foir & matin dans les fievres malignes & la petite-vérole.

Emulfion contre la Suppreffion d'urine.

387. Prenez des 4 grandes femences froides, de chacune un gros, pilez-les en verfant peu-à peu fix onces d'eau de pariétaire; fur la fin ajoutez & broyez 5 bayes d'alkekenge; délayez enfuite une once de fyrop des cinq racines apéritives, pour une émulfion dans la fuppreffion d'urine.

Emulſion pour appaiſer la Soif.

390. Prenez amandes douces pélées au nombre de douze; pilez-les dans un mortier de bois, en verſant peu-à-peu une ſuffiſante quantité de décoction d'orge ou d'eau de pourpier ou de laitue; faites une émulſion pour deux priſes, dans chacune deſquelles on ajoutera une once de ſyrop de nénuphar, pour appaiſer la ſoif, & modérer la chaleur dans la fievre, les maladies du poumon, la pleuréſie & la péripneumonie.

Emulſion contre l'ardeur d'Urine.

389. Prenez amandes douces pélées une demi-once, des 4 grandes ſemences froides, de chacune un gros; racines de guimauve deux gros, pilez le tout en verſant peu-à-peu deux livres de décoction d'orge & de régliſſe : faites une émulſion dans laquelle on ſera fondre ſel de prunelle un gros; preſcrivez-en de temps en temps dans l'ardeur d'urine & la gonorrhée.

Emulſion pour procurer le Sommeil.

390. Prenez amandes douces & des 4 grandes ſemences froides, de chacune un

un gros; pilez-les avec eaux de nénuphar, de laitue, de pourpier, de chacune 2 onces, ajoutez à la décoction
fyrop de nénuphar & de diacode, de
chacun une demi-once; pour une émulfion à prendre en une fois pour procurer le fommeil.

Emulfion diurétique.

391. Prenez femences de bardane 3
gros, faites une émulfion diurétique avec
une fuffifante quantité de chiendent &
de racines de perfil.

Emulfion fudorifique.

392. Prenez femences de bardane,
de chardon-bénit, de chacune 2 gros;
pilez dans 6 onces d'eau de melifle,
faites felon l'art une émulfion fudorifique, que l'on adoucira avec une once
de fyrop d'œillet.

Autre.

393. Prenez femences de chardon-
bénit 3 gros; pilez-les dans fix livres
d'eau diftillée de la même plante, délayez dans une décoction une once de
fyrop de mélifle; faites une émulfion
pour exciter la fueur dans la pleuréfie;

I

& l'éruption de la petite-vérole ou de la rougéole.

Emulſion adouciſſante & rafraîchiſſante.

394. Prenez orge une demi-once; faites cuire juſqu'à ce qu'il ſoit crevé, ajoutez ſix amandes pélées, graines de melon 3 gros, piléés dans une livre de décoction d'orge; ajoutez à la décoction deux onces de ſyrop de guimauve ou de nénuphar, & 2 gros d'eau de fleurs d'orange, faites une émulſion pour 3 doſes.

Emulſion contre l'ardeur d'urine.

395. Prenez des 4 grandes ſemences froides, de chacune un demi-gros; graines de laitue & de pavots blancs, de chacun un gros, pilez en verſant peu-à-peu eau de laitue diſtillée 6 onces, délayez dans la décoction ſyrop de nénuphar & de guimauve une once; faites une émulſion pour une ſeule doſe à prendre à l'heure du ſommeil dans les veilles immodérées, & pluſieurs fois le jour contre l'ardeur d'urine.

Emulſion contre la Pleuréſie.

396. Prenez des 4 grandes ſemences

froides fix gros, femences de pavots blancs 2 gros, décoction d'orge demi-livre, eau de laitue & de nénuphar, de chacune 2 onces; eau de rofes une once, pour une émulfion à prendre en deux prifes, on ajoutera à chacune une once de fyrop violat.

Emulfion pour faciliter l'éruption de la Rougeole & de la Petite-Vérole.

397. Prenez des femences de navets fauvages un gros; pilez-les doucement dans un mortier de marbre, en verfant peu-à-peu deffus 8 onces d'eau de fcor-fonere ou de chardon-bénit; paffez en-fuite le tout par un linge, pour une émulfion propre à faciliter l'éruption de la rougeole & de la petite-vérole; elle convient auffi dans les fievres ma-lignes.

Emulfion pour boiffon ordinaire dans l'ar-deur d'Urine.

398. Prenez des quatre femences froides majeures une demi-once; des femences de pavots blancs 2 gros, & 4 amandes douces pélées; pilez le tout dans un mortier de marbre, en verfant deffus peu-à-peu de la décoction d'orge

3 livres ; édulcorez ensuite la décoction
avec du syrop de nénuphar une once
& demi, prenez pour boisson ordinaire.

Emulsion contre la Toux.

399. Prenez des semences de pavots
blancs une once, pilez les dans un mortier de marbre, en versant peu-à-peu
par-dessus 5 onces d'eau de lys ; ajoutez
à la décoction syrop de tuffilage une
once, pour une émulsion.

Epitheme contre la Palpitation du Cœur.

400. Prenez eau de mélisse 2 onces,
safran oriental dix grains, faites un épitheme pour appliquer sur la région du
cœur.

Epitheme contre la Folie.

401. Prenez eau de roses huit onces,
opium un demi-gros, safran oriental
dix grains ; mêlez le tout ensemble, &
appliquez-en un épitheme sur le front ;
renouvellez le 2 ou 3 fois par jour ;
faites ensuite raser la tête, & la frottez
4 fois le jour avec une éponge imbibée
de la lessive suivante :

Prenez de l'eau dans laquelle vous
ferez bouillir du romarin, de la bétoine, de la marjolaine, du milleper-

tuis, de la mille-feuille, de la camomille, de la fauge, du mouron à fleurs
rouges, & de la graine de genievre;
appliquez enfuite du marc de ces plantes fur la tête jufqu'à ce qu'il foit fec;
le malade ne fe nourrira que de veau,
poulet & chofes humectantes.

Errhin contre le Cathare & l'Apoplexie.

402. Prenez feuilles de bétoine, de
marjolaine & de nicotiane féchées à
l'ombre, de chacune deux gros; mettez-les en poudre, & les paffez par un
tamis, pour un errhin à prendre dans
le catarre & l'apoplexie.

Errhin contre l'Enchifrenement.

403. Prenez une pincée de feuilles
de marjolaine, femence de *melanthium*,
ou nielle un gros, que vous ferez infufer à froid dans un verre de vin blanc,
dont on tirera quelque peu de temps en
temps par les narines.

Errhin contre les maux de Tête.

404. Prenez racines d'iris commune
un gros; feuilles de bétoine, d'hyflope,
de nicotiane, de chacune une demi-
poignée; fleurs de muguet une pincée,

I 3

mettez le tout en poudre, pour un errhin à prendre de temps en temps en
guise de tabac.

Contre la Migraine.

405. Prenez suc de marjolaine 3 onces, suc de menthe pareille quantité,
faites un errhin dont on tirera de temps
en temps quelque peu par les narines.

Errhin pour procurer l'excrétion du mucus des Narines.

406. Prenez feuilles récentes de choux,
de bétoine, de mouron rouge une quantité suffisante ; eau distillée de marjolaine une once ; broyez-les ensemble,
& exprimez le suc : sur 4 onces de ce
suc, vous ajouterez esprit de muguet
une demi once ; tirez ce suc matin &
soir par les narines, ce qu'il peut en
tenir dans le creux de la main.

Errhin contre l'Apoplexie.

407. Prenez feuilles seches de bétoine, de marjolaine & de lys des vallées, de chacune un gros ; pulvérisez-
les & mêlez exactement, vous en ferez
usage en guise de tabac.

Poudre contre la Foiblesse de la Vue.

408. Prenez de la racine de valeriane, & des feuilles de tabac, de chacune 2 gros; réduisez le tout en poudre subtile, & ajoutez-y des huiles distillées de lavande & de marjolaine, de chacune 3 gouttes; faites usage de cette poudre en guise de tabac.

Remede contre les Larmoyemens involontaires.

409. Prenez des feuilles récentes de bétoine, introduisez en une dans chaque narine, vous les y laisserez pendant demi-heure chaque fois, ce que vous répéterez de temps en temps.

Sternutatoire contre le Coryze ou l'Enchifrenement.

410. Prenez suc des racines de bette un gros; eau de marjolaine deux gros, miel de romarin un demi-gros; faites un sternutatoire dont on usera dans l'enchifrenement.

Autre.

411. Prenez du sucre blanc pulvérisé, & des feuilles de coquelourde séchées

I 4

& mifes en poudre, de chacun un gros;
de l'huile de lavande ou de marjolaine
4 gouttes; gardez cette poudre pour
l'ufage.

Effence purgative de Citron.

412. Prenez de la réfine de jalap une
once, de l'écorce jaune de citron une
once & demi, de l'efprit-de-vin rectifié
6 onces, mêlez & faites une effence
felon l'art, il y a 10 grains de réfine
de jalap pour un gros d'efprit-de-vin,
qui eft la dofe.

Effence d'Ecorce d'Orange.

413. Prenez écorce jaune fraîche d'o-
range une demi livre, huile de tartre
par défaillance 2 onces, efprit-de-vin
d'écorce d'orange une livre & demi,
faites macérer pendant 2 jours, paffez
& filtrez, la dofe eft depuis un gros
jufqu'à deux.

Effence d'Ecorce d'Orange avec du Vin de Malvoifie.

414. Prenez vin de Malvoifie une
livre & demi, écorce jaune d'orange
feche 3 onces, faites macérer pendant
2 jours.

Essence de Semence de Santoline.

415. Prenez sommités de semence de santoline une demi-once, fleurs de tanaisie 2 poignées, rhubarbe choisie une once, vin de Hongrie deux livres, macérez le tout pendant 3 jours, passez; la dose est depuis un gros jusqu'à deux.

Essence fébrifuge.

416. Prenez écorce de quinquina 4 onces, écorce d'orange, macis de chacun 2 gros, racines de gentiane une once, sommités de petite centaurée une demi-once; esprit-de-vin tartarisé 16 onces, teinture d'antimoine préparée par le sel alkali six onces, mêlez.

Extrait de Saturne.

417. Prenez de la litharge trois livres, bon vinaigre six livres, faites bouillir pendant une heure en mouillant bien avec une spatule de bois, passez la liqueur, & gardez-la pour l'usage.

Extrait camphré d'Opium ou Sédatif.

418. Prenez opium desséché & pulvérisé 2 onces, castoreum une demi-

I 5

once, fafran 2 gros, fel de tartre fix
onces, efprit-de-vin fix livres, tirez par
le moyen de différentes infufions d'efprit-de-vin, une effence qui après être
filtrée, foit réduite à une confiftance de
miel, ajoutez enfuite à une douce chaleur un demi-gros de camphre, & un
fcrupule de fuccin blanc, elle s'épaif-
fira infenfiblement à la chaleur du fourneau.

Fomentation contre les Racofis, & pour
raffermir les Mammelles.

419. Prenez feuilles de pied-de-lyon
& de biftorte, de chacune deux poignées, rofes rouges demi-poignée; faites-les cuire dans 2 livres de vin rouge,
pour une fomentation propre à raffermir les mamelles, & contre le racofis
ou relâchement du *fcrotum.*

Fomentation contre les Hémorrhoïdes ex-
ternes.

420. Prenez racines de grande confoude & de guimauve, de chacune une
once, feuilles de bouillon blanc & de
jufquiame, de chacune une poignée,
faites-les bouillir dans une pinte d'eau,
pour fomenter plufieurs fois le jour les
hémorrhoïdes externes.

Fomentation contre la Paralyfie.

421. Prenez une livre de bayes de genievre les plus nouvelles & encore vertes, autant de vers de terre noyés dans l'eau de beurre, autant d'eau-de-vie, infufez le tout pendant 24 heures dans un pot neuf, preffez enfuite & en tirez le fuc, dont vous frotterez les parties paralytiques.

Fomentation contre les Tumeurs édémateu-fes des Pieds.

422. Prenez racines de bryone récentes deux onces, des écorces d'hye-ble, de fureau, de chacune demi-once; des fommités de camomille & de mé-lilot de chacune une poignée; faites-les cuire dans un pot de vin blanc juf-qu'à confomption du quart; pour une fomentation propre à réfoudre les tu-meurs édémateufes des pieds.

Autre.

423. Prenez racines d'iris deux on-ces; feuilles d'hyeble 5 poignées, fai-tes-les cuire dans 3 chopines de vin blanc, étuvez avec cette décoction 2 ou

I 6

3 fois le jour, les jambes & les pieds
édémateux.

Fomentation dans la Pleurésie.

424. Prenez des sommités de mélilot, de pariétaire, de chacune deux
poignées, des feuilles de bétoine une
poignée, des feuilles de guimauve une
poignée & demi, des fleurs de camomille demi poignée ; faites bouillir le
tout dans une suffisante quantité d'eau
pour en faire de fréquentes fomentations sur le côté.

*Fomentation contre la Goutte & les Rhu-
matismes.*

425. Prenez feuilles de germandrée
& d'yvette, de chacune une poignée ;
fleurs de millepertuis, de primevere,
de chacune une pincée ; faites-les cuire
dans une suffisante quantité de petit lait,
dont on fomentera les parties attaquées
de la goutte & du rhumatisme.

Fomentation contre les Rhumatismes.

326. Prenez fleurs de millepertuis,
remplissez-en une bouteille, en versant
par-dessus de l'esprit-de-vin, que vous
exposerez au soleil pendant un mois,

enfuite coulez la liqueur avec forte expreffion, faites-y diffoudre un gros de camphre; on fomentera foir & matin les parties malades auprès d'un feu clair.

Fomentation contre les Brûlures.

427. Prenez des oignons coupés par morceaux, des feuilles d'hyeble, de chacune une poignée; faites-les cuire dans une livre de vin, pour une fomentation fur la partie brûlée.

Fomentation contre le Schirre.

428. Prenez racines de patience 5 onces, feuilles de pariétaire, de laitue, d'ofeille & de violettes, de chacune une poignée, fleurs de camomille & de mélilot, de chacune une pincée, femences de lin une once, que vous ferez bouillir dans une chopine & demi d'eau de fontaine, enfuite vous ajouterez un petit verre de vinaigre pour une fomentation.

Fomentation contre l'Hydrocele.

429. Prenez des fommités d'origan & de marjolaine, de chacune 2 poignées; des fleurs de ftœchas, de romarin & de rofes rouges, de chacune

une demi poignée; faites-les cuire dans 3 livres de vin blanc; ajoutez à la décoction une once d'efprit-de-vin, pour fomenter le *fcrotum* attaqué d'hydrocele.

Fomentation contre les Ulceres fordides.

430. Prenez des fommités *d'androfæmum* & *d'hypericum*, de petite centaurée, de chacune une poignée, femences *d'androfæmum* & *d'hypericum*, de chacune deux gros, pilez-les, & faites-les bouillir pendant une demi-heure dans une chopine & demi d'eau, on lavera avec cette décoction les ulceres fordides.

Fomentation contre les Ulceres fiftuleux.

431. Prenez des racines d'ariftoloche & de gentiane, de chacune une once; des feuilles de fcordium, des fommités d'abfynthe, de petite centaurée, de millepertuis & de rofes, chacune demi-poignée; faites cuire le tout dans une pinte de vin blanc, faites diffoudre dans la colature du miel rofat & de l'eau de chaux purifiée, de chacune 2 onces, faites une décoction vulnéraire, dont on fomentera les ulceres fordides, & dont on fera des injections avec une feringue, s'ils font fiftuleux.

Fomentation émolliente.

432. Prenez feuilles de mauve, de pariétaire, de violettes, de bouillon blanc, de chacune une poignée; faites-les bouillir dans 3 chopines de lait, & autant d'eau commune jusqu'à la diminution du tiers; trempez-y un morceau de flanelle, que vous exprimerez ensuite fortement, pour l'appliquer le plus chaudement qu'il sera possible sur la partie malade, ce qu'on réitérera plusieurs fois le jour. Cette fomentation convient dans les maladies aiguës, lorsque le ventre est tendre & douloureux; dans les tranchées qui suivent les accouchemens, lorsqu'elles menacent de suppression, enfin dans toutes les coliques, qui ne cèdent point aux lavemens adoucissans.

Fomentation contre l'Eréfipele.

433. Prenez des feuilles de sureau deux poignées; faites-les infuser dans une pinte d'eau bouillante, & fomentez-en la partie affligée 2 ou 3 fois le jour.

Fomentation aromatique contre l'Enflure des Jambes, & les Tumeurs Œdémateuses.

434. Prenez des fommités de lavande, d'origan, d'abfynthe, de thym, de fauge, d'hyffope & de romarin, de chacune une demi-poignée, verfez fur le tout deux pintes d'eau bouillante, & laiffez infufer pendant 2 heures dans un vaiffeau couvert; ajoutez à la décoction une chopine de vin rouge; baffinez enfuite la partie chaudement, & appliquez le marc, ce qu'on réitérera plufieurs fois de fuite.

Fomentation contre la Gángrene.

435. Prenez des feuilles de perficaire douce deux poignées, faites-les bouillir dans une pinte de vin rouge à la confomption du tiers; paffez enfuite par un linge avec une forte expreffion; trempez dans le vin des compreffes, que vous appliquerez fur les parties gangrénées; ce que vous renouvellerez de 3 heures en 3 heures; le malade prendra auffi intérieurement de cette décoction.

Fomentation contre la Contusion de l'Œil.

436. Prenez des feuilles d'hyssope 3
pincées ; enfermez-les dans un nouet
que vous ferez bouillir dans un bon
demi-septier de vin rouge, à la réduction de moitié ; fomentez l'œil avec le
vin tiede, & appliquez dessus le nouet
en cataplasme, ce que vous réitérerez
3 fois par jour.

*Fomentation contre les Marques que les
Enfans apportent quelquefois en naissant.*

437. Faites distiller sur la fin de Mai
toute la plante appellée bétoine, & lavez les marques avec cette eau ; elles
se dissiperont aussi-tôt.

Fomentation émolliente.

438. Prenez feuilles de senecon, de
mauve & de bouillon blanc, de chacune une poignée ; faites-les bouillir
dans une pinte de lait, & autant d'eau
commune, jusqu'à la réduction de 3 chopines ; trempez-y un morceau de flanelle, que vous exprimerez ensuite fortement, & que vous appliquerez sur les
parties douloureuses.

Fomentation contre les Rhumatifmes.

439. Prenez des fommités fleuries de tanaifie, telle quantité qu'il vous plaira; mettez-les dans une bouteille de verre, que vous acheverez de remplir d'eau-de-vie, enforte qu'elle furnage fur l'herbe de deux doigts; laiffez infufer le tout pendant un mois, la bouteille reftant exactement bouchée, on fera ufage de cette infufion dans les rhumatifmes, ayant foin de frotter à fec la partie douloureufe, & d'appliquer enfuite deffus un linge plié en quatre trempé dans cette liqueur; ce qui fe réitérera pendant quelque temps.

Fomentation contre l'Eréfipele.

440. Prenez graines de fenugrec & de lin, de chacune deux onces; racines de guimauve, oignons de lys, auffi de chacune 2 onces; feuilles de mauve, de fureau & de bouillon blanc, de chacune 2 poignées; faites bouillir dans fuffifante quantité d'eau commune réduite à moitié; ajoutez à chaque livre de cette décoction, deux onces d'efprit-de-vin; faites des fomentations fur la partie malade avec cette liqueur chaude.

Fomentation émolliente chaude.

441. Prenez racines de guimauve, de bryone, de fceau de Salomon & oignons de lys, de chacune une once ; feuilles de mauve, de pariétaire, de chacune une poignée ; graines de lin & de fenugrec, de chacune demi-once ; fleurs de mélilot une poignée ; faites bouillir dans fuffifante quantité d'eau ; fervez-vous de la décoction pour faire des fomentations émollientes chaudes.

Fomentation contre la Paralyfie, les Maux de Tête & la Migraine.

442. Prenez des feuilles de fauge, des feuilles & fleurs de prime-vere, des fleurs de camomille, de tilleul & de romarin, de chacune une poignée ; verfez fur le tout 2 pintes d'eau bouillante, & laiffez infufer pendant 2 heures fur des cendres chaudes, dans un vaiffeau couvert ; paffez par un linge avec une forte expreffion, & fervez-vous-en pour fomentation dans les débilités de nerfs, de tendons, & dans les rhumatifmes œdémateux.

Fomentation contre la Paralyfie.

443. Prenez des fommités d'origan ;

de lavande, d'abſynthe, de ſauge, de thym, d'hyſſope, de romarin, de chacune une demi-poignée; verſez ſur le tout 3 chopines d'eau bouillante, & laiſſez infuſer dans un vaiſſeau couvert; enſuite baſſinez chaudement la partie malade, & appliquez le marc en cataplaſme, ce qu'on réitérera ſuivant le beſoin.

Liqueur contre la Gangrene provenant de cauſe interne.

444. Prenez huile de cloux de gerofle un gros, eſprit-de-vin rectifié une once; appliquez avec une compreſſe imbibée.

Frontal en forme de cataplaſme.

445. Prenez feuilles récentes de juſquiame, fleurs de coquelicot, de chacune deux gros; têtes récentes de pavots de jardins avec leurs ſemences, trois; broyez-les & faites une pâte avec une ſuffiſante quantité de vinaigre roſat; vous enfermerez le tout dans un linge, & l'appliquerez ſur le front pour le mal de tête.

*Fumigation contre la Vomique du Poumon,
& leur Ulcération.*

446. Prenez encens, ſtorax, benjoin, ſuccin à volonté ; après les avoir
jetté ſur la braiſe, faites-les évaporer
de façon que le malade puiſſe reſpirer
la fumée par le moyen d'un tube dans
la trachée artere & les poumons.

Fumigation contre le Crachement de Sang.

447. Prenez du baume de tolu, reſ-
pirez-en la fumée en guiſe de tabac,
par le moyen d'un tube commode.

Fumigation contre les Rhumatiſmes.

448. Prenez ſel une poignée, faites-
le bouillir dans une chopine d'eau pour
une fumigation.

*Fumigation de Buc'hoz, contre les Mala-
dies de Poitrine.*

449. Faites d'abord en fer blanc,
& en forme de cone une machine dont
le diametre inférieur ſoit de ſix pouces,
& la hauteur d'un pied, donnez à ſon
ouverture 2 pouces de diamêtre, & faites la munir d'une embouchure ſemilu-
ſaire en forme de porte-voix ; emboît-

tez enfuite artiftement au haut de cette
machine, un tube auffi de fer blanc,
de la hauteur de 5 pouces, dont l'ouverture inférieure foit précifément la
largeur du haut du cone, & faites faire
à l'embouchure fupérieure de cet ajoutoir, qui doit être d'un pouce, une efpece d'étuy pour y inférer le nez, adaptez auffi à la partie fupérieure de cet
ajoutoir un couvercle de fer blanc qui
ferme très-bien; faites fouder à cette
machine 2 anfes courbées pour pouvoir
la tenir aifément à la main; la machine
étant ainfi conftruite, faites-en faire
l'ufage fuivant au malade; mettez dans
une caffetiere bien couverte environ
une pinte d'eau; faites-y bouillir de la
racine de pétafite, d'enula campana, de
régliffe, de guimauve & de lichen de
chêne, de chacune un demi-gros; pendant le temps de l'ébulition, faites mettre dans la machine des feuilles de pulmonaire, de fcabieufe, de véronique,
d'aigremoine, de bouillon blanc, de
guimauve, de mauve, de pervenche,
de lierre terreftre & d'éryfimum, de
chacune deux pincées, des bourgeons
de fapin & de peuplier, de chacun une
demi-poignée, des fleurs de primevere,
de pafquerette, de bouillon blanc, de

mauve, de pied-de-chat, de marrube &
de matricaire, de chacune une pincée ;
faites jetter enfuite par-deffus les herbes
& fleurs, la décoction bouillante des
racines enfemble avec les racines, après
quoi ajoutez-y un demi-fcrupule de
baume de la Mecque, & autant d'effence de térébenthine, faites appliquer
les levres du malade à l'embouchure de
l'ajoutoir, ayant pareillement foin de faire
inférer fon nez, pour qu'il ne puiffe
refpirer que l'air imprégné des particules balfamiques, mucilagineufes & adou-
ciffantes de la décoction & infufion de
la machine. Quand la chaleur de cette
décoction commence à fe paffer, &
conféquemment la fumée à fe diminuer,
faites ôter l'ajoutoir, & faites refpirer
au malade par la large embouchure ;
cette opération doit durer au moins une
demi-heure, il faut la réitérer tous les
trois ou quatre heures pendant long-
temps.

*Fumigation perpétuelle dans les chambres
des Phtyfiques, au moyen d'une machine
inventée par M. Buc'hoz.*

450. La machine dont il eft ici queftion, eft un receptacle de fer blanc appuyé fur un réchaud de tole; dans ce

réchaud eſt une lampe mobile à 3 mê-
ches; la partie ſupérieure du réceptacle
eſt ouverte, & par-deſſus cette ouverture eſt un autre petit vaſe auſſi de fer
blanc, appuyé ſur 3 conſoudes; à la
partie inférieure de ce petit vaſe, ſe
trouve un petit trou de la groſſeur d'une
aiguille, & ſa partie ſupérieure à ſon
couvercle; voici actuellement le mécha-
niſme de cette machine.

On prend une poignée de plantes be-
chiques & balſamiques, on met ces plantes dans le grand réceptacle, & on jette
par-deſſus environ une pinte d'eau : on
met en même-temps dans le petit réceptacle, du baume liquide du Pérou ou
du Canada; enſuite on le ferme exactement avec ſon couvercle. Ce baume
coule goutte à goutte dans le grand
réceptacle, on allume à l'inſtant la lampe;
la chaleur de cette lampe échauffe la
liqueur qui ſe trouve dans le grand réceptacle, & en l'échauffant, il s'en éléve
une légere fumée chargée de particules
balſamiques des plantes & du baume;
cette fumée vaporeuſe ſe répand dans la
chambre du malade, ſe mêle avec l'air
qu'il reſpire, & qui devient par ce moyen
balſamique. On laiſſe brûler la lampe
jour & nuit, on renouvelle matin &
soir

foir les plantes, & quand le baume du
petit réceptacle fe trouve entiérement
écoulé, on le remplace par d'autre,
enforte qu'il en ait toujours; c'eft ainfi
qu'on entretient perpétuellement dans
la chambre d'un phtyfique, un air falutaire.

*Fumigation végétale de Buc'hoz, pour les
maladies de Matrice, & même la Paffion hyftérique.*

451. Nous allons d'abord commencer par décrire la machine que nous
avons inventée pour les fumigations ;
cette machine eft compofée de cinq pie-
ces; la premiere qui en eft le corps &
la partie principale, eft en forme d'un
cylindre ovale & creux; elle a dix pouces de haut, neuf de large dans fon plus
grand diametre, & cinq & demi dans
fon plus petit; l'un de fes plus larges
côtés a deux ouvertures placées l'une
au-deffus de l'autre, dont chacune a fix
pouces de largeur fur deux de hauteur;
chaque ouverture eft deftinée à rece-
voir deux tiroirs de tole, dont celui
d'en bas eft en forme de réchaud, &
celui d'en haut a un fond percé de plufieurs petits trous ronds : les deux tiroirs ont chacun un anneau pour les

K

tirer plus facilement, & font appuyés
horifontalement dans le creux de la machine, par le moyen de petites plaques
de fer blanc, qui leur fervent en quelque forte de liteaux : on a pratiqué dans
le circuit de cette machine, depuis l'ouverture du tiroir d'en haut jufqu'en bas
plufieurs trous ronds d'un quart de pouce
de diametre, afin de donner paffage à
l'air ; au haut de la machine qui eft en
fer blanc eft auffi une ouverture de la
largeur de 2 pouces, fur laquelle eft
attaché artiftement & même foudé un
petit tuyau percé auffi de fer blanc,
plus étroit par fa partie fupérieure que
par fon inférieure ; ce tuyau a 2 pouces
& demi de haut ; à ce tuyau en eft
adapté un autre en forme d'ajoutoir
d'environ 6 pouces de haut, fur 21
lignes de large dans fa partie inférieure,
& 15 lignes dans fa partie fupérieure :
à la partie fupérieure de cet ajoutoir,
eft foudée une efpece de réceptacle en
forme d'écuelle, d'environ 5 pouces &
demi de diametre ; on remplace cet
ajoutoir par un autre, fuivant qu'on
juge à propos, & que le malade le de-
fire : cet ajoutoir eft compofé d'un tuyau
courbé, auffi de fer blanc, dont la li-
gne courbée a fix pouces de longueur,

& dont l'embouchure inférieure enveloppe exactement la partie supérieure
du canal de la machine : la partie supérieure de ce canal est garnie d'une large
embouchure en forme de gueule, dont
la levre inférieure est plus grande que
la supérieure, & dont la largeur dans
son plus grand diametre est de 6 pouces, sur 4 dans son plus petit.

La machine décrite, je passe actuellement à son usage. On mettra du feu
dans le tiroir d'en bas, & lorsque par
le moyen de ce feu, le fond du tiroir
qui est au-dessus sera presque rouge, on
mettra dans le second tiroir une poignée des plantes, gommes & résines,
dont le mélange va être ci-après indiqué : ces gommes, résines & plantes
seches se consumeront & formeront une
fumée, qui se portera vers le canal su-
périeur de la machine, & qu'on con-
duira immédiatement dans la substance
même de la matrice, par le moyen de
l'ajoutoir en forme de gueule, qui en-
veloppera entiérement le vagin : si le
malade se trouve gêné par cette embouchure, elle pourra se servir de l'autre ajoutoir ; elle aura une chaise per-
cée, sur laquelle elle s'asseira à nud,
après avoir fait préalablement placer la

K 2

machine deſſous la chaiſe, elle en re-
cevra pour lors la fumée par le moyen
de l'ajoutoir à cuiller ; quand la fumigation ſera trop chaude, elle fera retirer à l'inſtant le tiroir ou réchaud qui
contient le feu. Le mélange qu'on emploie pour cette fumigation contient les
drogues ſuivantes. On prend du benjoin, du ſtorax calamite, de l'encens,
du ſandarac, du maſtic, de la myrrhe,
de l'aſſa fœtida, de l'aloës, du ſuccin,
de chacun un gros ; du romarin, de la
ſauge, de l'abſynthe, du calament, du
népeta, du thym, du ſerpolet, de la
matricaire, de la camomille fétide, du
marrube noir, du baſilic, des roſes rouges & des bayes de genievre, de chacun une demi-once ; on concaſſe les
gommes & les réſines, on les pulvériſe
encore groſſiérement, & on hache les
feuilles & les herbes, après les avoir
fait bien ſécher, on mêle pour lors le
tout enſemble, & on s'en ſert ainſi qu'il
eſt dit.

Gargariſme contre la Toux, la Squinan-
cie, & les Acrétés du Goſier.

452. Prenez orge entiere une poignée ; feuilles de capillaire, d'aigremoine, de chacune demi-poignée ; ré-

gliffe deux gros; fleurs de millepertuis
& de tuffilage de chacune une pincée;
les ayant cuites dans une livre d'eau de
fontaine, diffolvez dans la décoction
deux onces de miel blanc, pour un
gargarifme contre la toux, la fquinancie, & acrété du gofier; on peut auffi
s'en fervir pour déterger les ulceres des
gencives, fur la fin de la falivation des
vérolés.

Gargarifme contre les Chancres de la Bou-ch*.

453. Prenez feuilles d'aigremoine,
de ronce, de chacune une poignée,
faites cuire dans une fuffifante quantité
d'eau de fontaine pendant un quart-
d'heure, dans une livre de la décoction,
ajoutez un gros de cryftal minéral, une
once de fyrop de meures, & une demi-
once de miel rofat.

Gargarifme contre le Scorbut, & à prefcrire fur la fin de la Salivation.

454. Prenez une once de la racine
de fraagule ou aune noir, que vous
ferez cuire dans un demi-feptier de vinaigre, pour un gargarifme.

K 3

Gargarifme contre la Douleur des Dents.

455. Prenez de la feconde écorce de fureau une demi-once ; fleurs de romarin une pincée ; faites-les cuire dans une livre d'eau, pour un gargarifme contre la douleur des dents.

Gargarifme contre la Squinancie.

456. Prenez des eaux de fleurs de prunier fauvage & de folanum, de chacune 3 onces, fyrop de meures une once, fel de faturne dix grains, pour un gargarifme.

Autre.

457. Prenez feuilles de grande joubarbe une poignée, 5 ou 6 figues, fleurs de mauve & de nénuphar, de chacune une pincée, faites-les bouillir dans une livre de décoction d'orge; vous délayerez dans la colature une once de fyrop de grande joubarbe, pour un gargarifme.

Autre.

458. Prenez une poignée d'orge cuite, feuilles d'aigremoine, de capillaire, de chacune demi-poignée, réglifte deux

gros, fleurs de millepertuis & de tuffilage, de chacune une pincée; faites
bouillir le tout dans une livre d'eau de
fontaine; vous délayerez dans la colature 2 onces de miel rofat, un fcrupule de fel de faturne, pour un gargarifme contre la fquinancie.

Gargarifme contre le Relâchement de la Luette.

459. Prenez fommités de ronce une
poignée; feuilles de plantain & de rofes rouges, de chacune demi-poignée,
faites-les cuire dans une fuffifante quantité d'eau de fontaine jufqu'à la réduction d'une livre; diffolvez dans la décoction une once de fyrop de meures,
pour un gargarifme dont on fe fervira
dans le relâchement de la luette.

Gargarifme contre l'inflammation des Gencives.

460. Prenez des feuilles de nombril
de Vénus & de laitue, de chacune une
poignée, des fleurs de nénuphar deux
pincées, faites-les cuire dans une livre
d'eau de fontaine; vous délayerez dans
la colature 5 onces de verjus clarifié,

K 4

fel de faturne un demi-gros, pour un gargarifme.

Gargarifme contre la Douleur des Dents.

461. Prenez feuilles de lierre une poignée, rofes rouges une demi-poignée, faites bouillir le tout dans un demi-feptier de vin rouge, pour un gargarifme propre à appaifer la douleur des dents.

Gargarifme pour aider la Salivation.

462. Prenez feuilles de guimauve deux poignées; feuilles de mauve, fleurs de coquelicot & de bouillon blanc, de chacune une poignée; racines de régliffe une once; faites cuire le tout pendant un quart-d'heure dans une fuffifante quantité de petit-lait frais; ajoutez à deux livres de cette décoction deux onces de miel pur; gargarifez continuellement avec cette liqueur tiede toute la cavité de la bouche.

Gargarifme pour déterger les Ulceres de la Gorge.

463. Prenez feuilles d'aigremoine, de véronique & de fauge, de chacune une poignée; fleurs de millepertuis,

de bétoine, de coquelicot, de chacune une demi-pincée; faites-les infuser dans 20 onces d'eau bouillante pendant une heure dans un vaisseau fermé; ajoutez à la décoction 2 onces de miel rosat pour un gargarisme.

Gargarisme contre la Paralysie de la Langue & du Gosier.

464. Prenez feuilles de mélisse, de bétoine, de romarin, de chacune une poignée; fleurs d'œillet, de muguet, de chacune une pincée; faites infuser le tout sur des cendres chaudes dans 3 demi-septiers de vin rouge, pour un gargarisme à répéter plusieurs fois dans la journée.

Gargarisme Anti-Scorbutique.

465. Prenez feuilles de ronce & d'aigremoine, de chacune une poignée; faites-les bouillir dans une pinte d'eau commune, que vous réduirez à 3 demi-septiers; mettez un instant avant de retirer le vaisseau du feu, du cochlearia une poignée; ajoutez à la décoction du miel rosat, pour un gargarisme à répéter plusieurs fois le jour.

K

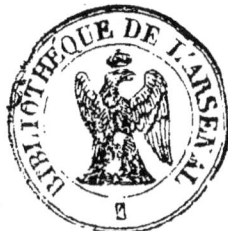

Gargarisme contre les Aphtes & Ulceres du Gosier.

466. Prenez de l'écorce intérieure d'un jeune orme 4 onces ; faites-la bouillir dans 3 livres d'eau de fontaine, jusqu'à la diminution de moitié ; ajoutez à la décoction syrop de framboises & de meures, de chacune une once & demi, pour un gargarisme contre les aphtes & ulceres de la bouche & du gosier.

Gargarisme contre l'inflammation de la Gorge.

467. Prenez eau de plantain six onces ; suc d'épine vinette une once ; miel rosat une demi-once ; sel de prunelle un gros ; faites un gargarisme pour l'inflammation de la gorge.

Gargarisme pour les Ulceres de la Bouche, des Gencives, & pour raffermir les Dents.

468. Prenez des fruits de ronce en maturité 2 onces ; faites-les bouillir dans 3 demi-septiers de vin rouge, à la consomption du tiers ; coulez ensuite le tout par un linge, & servez-vous plusieurs

fois le jour en gargarisme de cette liqueur tiede, dans les ulceres de la bouche, des gencives, & pour raffermir les dents.

Gargarisme détersif.

469. Prenez de l'orge entiere une once; des feuilles d'aigremoine, & des sommités de ronce, de chacune une poignée, de la graine de lin deux gros; faites bouillir le tout dans deux livres d'eau commune, jusqu'à la diminution de la moitié; dissolvez ensuite dans la décoction du miel rosat une once : mêlez le tout pour un gargarisme détersif.

Contrepoison.

470. Prenez une livre de graines d'hyeble, faites-les sécher à l'air, & ensuite tremper dans une pinte d'eau-de-vie sur les cendres chaudes, jusqu'à ce que la graine ait bu toute la liqueur, mettez pour lors le marc dans un linge épais bien noué & serré, pressez le tout dans une presse, & ramassez l'huile qui en sortira, que l'on gardera dans une bouteille; la dose est de dix ou de douze gouttes dans une demi-cuillerée d'eau-de-vie, contre toutes sortes de poisons.

K 6

Huile contre la Brûlure.

471. Prenez feuilles de ſtramonium
une livre, broyez-les bien, & ajoutez
deux livres & demi d'huile, vous ferez
cuire le tout juſqu'à ce que le ſuc ſoit
évaporé; après l'avoir exprimé, vous
y ajouterez une demi-livre des mêmes
feuilles fraîches, vous les laiſſerez mâcérer pendant 24 heures, vous les cuirez juſqu'à conſomption du ſuc, & vous
les exprimerez. Cette huile guérit ſu-
bitement toutes les inflammations & les
brûlures, ſoit qu'elles proviennent du
feu, ſoit de l'eau chaude, du plomb
fondu, &c.

Huile de Vipere.

472. Prenez viperes vivantes, bien
groſſes, au nombre de trois, vin d'Eſ-
pagne deux onces, huile de millepertuis 8 onces, faites cuire au bain-marie, dans un vaiſſeau qui ait une petite
embouchure, juſqu'à conſomption de
l'humide, exprimez. Cette huile nettoie
la peau, guérit la galle, la lepre, &
enleve les nœuds qu'occaſionne la
goutte.

Huile beſoardique de Wedelius, contre les Spaſmes.

473. Prenez huile d'amandes douces une once, camphre deux ſcrupules, huile de citron, d'orange, d'angélique, de chacune 15 gouttes, mêlez.

Huile contre la Goutte.

474. Rempliſſez un vaiſſeau de terre verniſſé de feuilles fraîches de ſureau ſans les réplier, & en les comprimant ſouvent, couvrez-le enſuite & l'enfermez dans la terre pendant un an; vous y trouverez une croute ſur la ſuperficie, & dans le fond une huile qu'il faut conſerver précieuſement pour le beſoin.

Huile de Baume compoſé.

475. Prenez dix livres d'huile d'olive, que vous mettrez dans un grand pot de grès, qui n'en ſoit rempli qu'à la moitié; mettez dedans baume & herbes au coq, ſauge franche, ſauge large, millepertuis, tabac en feuilles vertes, bugle, ſanicle, bétoine, camomille, armoiſe & roſes de provins, de chacune une poignée, hachée & bien mondée, des tiges & des côtes dures, arroſez-les

de bon vinaigre auparavant de les mêler avec l'huile, puis y ajoutez un quarteron d'aristoloche concassée; laissez le
vaisseau exposé au soleil, depuis la fin
de Juin, jusques vers la mi-août, prenant soin de remuer toujours les herbes, ensuite faites bouillir votre huile
dans un chaudron pendant une heure
ou environ, jusqu'à ce qu'elle soit bien
verte & les herbes bien cuites, les remuant avec un bâton, de peur qu'elles
ne brûlent; passez le tout par un gros
linge neuf, & pressez fortement pour
tirer le suc des herbes, puis remettez
votre huile dans un autre chaudron bien
net; ajoutez-y environ un bon poisson
de vin rouge, deux gros de mastic &
autant d'oliban en poudre, & faites bouillir le tout pendant une demi-heure,
remuant toujours avec un bâton; enfin
tirez votre huile & la mettez dans des
cruches pour le besoin. Cette huile est
excellente pour toutes sortes de plaies
& de contusions.

Huile pour le Tintement des Oreilles.

476. Prenez semences de carui & de
coriandre, de chacune deux gros, de
coloquinte un gros, faites les bouillir
dans l'huile de rhue, après une forte

décoction, preffez les & ajoutez à ce mélange une once d'eau de la reine de Hongrie; diftillez-en quelques gouttes dans l'oreille lorfqu'elle fera froide, & la bouchez avec du coton. On peut en frotter le nombril dans la colique.

Huile ou Baume tranquille pour graiffer les Glandes de la Gorge dans la Squinancie.

477. Prenez égale quantité de feuilles de jufquiame, de langue de chien, & de feuilles de nicotiane vertes, de chacune une livre, faites-les bouillir dans 3 pintes de vin jufqu'à la réduction du tiers environ en preffant bien les herbes; joignez à ce fuc autant de bonne huile d'olive, faites bouillir le tout fur un feu doux, jufqu'à ce qu'il foit réduit à moitié, prenant garde que la poële où on le fait ne fe noircifle au fond, & ne brûle l'huile; verfez enfuite votre huile doucement dans une terrine; grattez ce que vous pourrez de ce qui fera refté au fond de la poële, que vous mêlerez avec l'huile de la terrine, & la laifferez refroidir enfuite; vous verferez cette huile doucement & à clair dans des bouteilles, & de ce qui fera refté au fond de plus épais, on en fera

une efpece d'emplâtre avec parties égales de cire jaune, qu'on fera fondre fur
le feu en le mélant exactement avec le
marc de l'huile. On en formera enfuite
une maffe d'emplâtre, qui eft fort ré-
folutive.

Cette huile, outre qu'elle eft réfolu-
tive & anodine, eft auffi vulnéraire &
très-utile dans les plaies & les ulceres;
elle convient auffi dans les rhumatifmes
& les douleurs de la fciatique.

Huile contre le Tintement d'Oreilles.

478. Prenez huile tirée par expreffion des amandes ameres, & des noyaux
d'abricots, de chacune demi-once, dont
on fera inftiller quelques gouttes dans
l'oreille attaquée de tintement; enfuite
on la bouchera avec du coton imbibé
dans la même liqueur.

Huile contre la Surdité & l'Odontalgie.

479. Prenez 4 gouttes d'huile d'origan, dont vous imbiberez du coton,
afin de l'introduire dans l'oreille.

Hydromel anti-Aftmatique.

480. Prenez des racines d'aunée coupées par morceaux une demi-once, fai-

tes-les bouillir dans 3 chopines d'eau , que vous réduirez à une pinte ; ajoutez fur la fin feuilles d'hyflope & de lierre terreftre , de chacune une pincée ; faites bouillir le tout quelques momens pour écumer le miel une ou deux fois , & retirez le vaiffeau du feu ; prefcrivez-en la décoction pour boiffon aux afthmatiques.

Hydromel balfamique contre la Pthyfie.

481. Prenez des feuilles & fommités nettes & récentes de bétoine, de millepertuis , de bouillon blanc, de véronique mâle, de chacune une demi-poignée ; mettez le tout infufer dans une pinte d'eau chaude pendant une demi-heure dans un vaiffeau bien fermé ; ajoutez enfuite du miel blanc une once & demi ; prefcrivez - en la colature pour boiffon ordinaire aux pthyfiques.

Hydromel manné.

482. Prenez miel très-blanc, manne choifie, de chacun 8 onces, eau de fontaine 12 livres ; faites cuire felon l'art ; cette liqueur convient dans la toux & l'oppreffion de poitrine.

Infusion contre le defaut d'Appétit.

483 Prenez feuilles d'abfynthe deux poignées; fommités d'hyflope, de fauge & de petite centaurée, de chacune demi-poignée; bayes de genievre une demi-once; faites infufer le tout pendant 24 heures dans un pot de vin blanc, buvez tous les matins un grand verre de cette infufion.

Infufion contre les Pâles-Couleurs.

484. Prenez une pincée & demi de cufcute, feuilles d'abfynthe, & fommités de petite centaurée, de chacune demi-poignée, faites infufer le tout à froid dans une pinte de vin, pour en prendre un bon verre matin & foir.

Autre de Rhubarbe.

485. Prenez rhubarbe pulvérifée une once, fel de tartre 3 gros, eau de chicorée, de canelle, de buglofle, de chacune 6 onces, faites infufer le tout dans un lieu chaud pendant 24 heures, enfuite paffez; la dofe eft depuis 2 gros jufqu'à une demi-once pour les enfans. Ce remede eft excellent dans les cas d'indigeftion, de langueur d'eftomach,

de dévoiement, &c. Les enfans noués, les rachitiques en doivent prendre souvent.

Infusion contre la Rétention d'urine.

486. Prenez des racines d'arrete-bœuf, de chiendent, de persil, de chacune une once; de la racine extérieure de chauffe-trappe une demi-once; des bayes de genievre concassées deux gros; des fleurs de millepertuis deux pincées; du bon vin blanc un pot; laissez y tremper le tout pendant 24 heures dans un vase de verre bien bouché; ajoutez 4 onces de sucre, passez le tout par la chausse; la dose est de 7 onces matin & soir.

Contre la Fievre Intermittente.

487. Prenez des feuilles & racines de calcitrappe, faites-les infuser dans du vin, prescrivez-en l'infusion au malade.

Infusion contre les Ecrouelles.

488. Faites infuser à froid des feuilles de noyer dans une suffisante quantité d'eau pour boisson ordinaire.

Infusion contre l'Hydropisie & la Fievre quarte.

489. Prenez racines de cabaret deux gros ; faites-les infuser pendant une nuit dans 5 onces de vin blanc ; prescrivez l'infusion le matin à jeun à ceux qui sont attaqués d'hydropisie & de fievre quarte.

Infusion contre les Fleurs-Blanches.

490. Prenez des feuilles d'hormin, de marjolaine, de romarin & de farriette, de chacune une poignée, que vous ferez infuser pendant la nuit sur des cendres chaudes, dont le malade prendra tous les matins un verre.

Infusion pour la Suppression des Menstrues.

491. Prenez safran oriental depuis un demi-scrupule jusqu'à un demi-gros, mettez-le dans 4 onces d'eau bouillante, infusez-le pendant une heure, ajoutez à la colature une suffisante quantité de suc d'orange amere pour une dose.

Infusion contre le Vertige.

491. Prenez des feuilles de bétoine & de petite sauge, de chacune une poi-

gnée ; faites-les infuser pendant la nuit dans une pinte de vin, prescrivez cette boisson contre les vertiges.

Autre contre la même maladie.

493. Faites infuser de la racine de *calamus* aromatique dans du vin, que vous prendrez tous les matins.

Infusion contre les *Affections calculeuses* & des Reins.

494. Un long & fréquent usage d'infusion de mille-feuille.

Infusion contre la Gravelle.

495. Prenez des racines d'anonis, de chiendent & de persil, de chacune une once, racine extérieure de chauffe-trape demi-once, bayes de genievre 2 gros, fleurs de millepertuis 2 pincées, que vous ferez macérer pendant 24 heures dans un pot de vin blanc, dans un vaisseau bien bouché ; vous délayerez dans la colature 5 onces de sucre, que vous clarifierez ensuite à la manche d'Hypocrate : la dose est d'un bon verre à prendre tous les matins & soirs.

Infusion contre l'Hydropisie.

496. Prenez cerfeuil 2 poignées; pilez-le & faites-le infuser dans une livre de vin blanc; prescrivez en la colature dans l'hydropisie.

Infusion contre la même maladie.

497. Prenez racines de bryone deux gros, que vous ferez infuser dans six onces de vin blanc, pour prendre le matin.

Laudanum liquide de Sydenham.

498. Prenez vin d'Espagne une livre, opium 2 onces, safran une once, poudre de canelle, de cloux de gerofle, de chacun un gros, infusez le tout au bain-marie pendant 2 ou 3 jours; jusqu'à ce que la liqueur ait acquis une consistance, conservez la colature pour l'usage.

Infusion contre le Flux de Ventre.

499. Prenez de la salicaire à fleurs purpurines; faites-la infuser en guise de thé, & la prescrivez au malade.

Infusion contre la Manie.

500. Prenez une pinte de bon vin, racines d'ellebore coupées menues 4 onces, fucre 3 onces, faites macérer le tout pendant 12 ou 15 jours, clarifiez l'infufion, & la coulez par la manche d'Hypocrate, que vous garderez dans une bouteille bien bouchée pour l'ufage; le malade en prendra tous les matins 2 onces.

Infusion contre la fuppreffion Menftruelle.

501. Prenez une bigarade, coupez-la au travers, faupoudrez-la de fafran pulvérifé, liez enfuite les deux moitiés, & faites-les cuire fous la cendre; mettez cette orange infufer pendant la nuit dans un demi-feptier de vin blanc; paffez-la, & preffez l'orange, prefcrivez-en deux heures de fuite dans la fuppreffion menftruelle.

Infusion contre les Hémorrhoïdes.

502. Prenez de la mille-feuille, faites-la infufer en guife de thé, & en ufez pendant long-tems.

Infusion contre la Néphrétique.

503. Prenez feuilles de pariétaire demi poignée, bois de saffafras & femences d'anis, de chacun un gros, canelle un fcrupule, après une légere ébulition dans un gobelet d'eau, laiffez-les infufer pendant la nuit fur des cendres chaudes; le lendemain faites-les bouillir derechef, & délayez dans la colature une once de fucre, pour prendre le matin.

Infusion contre la Fievre.

504. Prenez une poignée de racines de verveine, faites-la infufer pendant 24 heures dans un demi-feptier de vin blanc, donnez cette infufion avant le friffon, ou au commencement de l'accès de la fievre, la fueur en fera plus abondante, & la guérifon plus prompte.

Infusion & préfervatif contre la Goutte.

505. Faites infufer fur les cendres chaudes pendant 3 jours dans 6 pintes de vin blanc, 6 onces de racines de patience de marais, 3 onces de celles de gentiane, autant de régliffe, de canelle & de macis, & 2 onces de fafran; bouchez

bouchez le pot, & exposez-le à une chaleur si modérée, que le vin ne puisse bouillir, passez cette infusion par la chausse, ajoutez-y un demi-septier de bon ésprit-de-vin, & buvez en pendant 15 jours 2 ou 3 onces par jour. Muntingius, qui conseille ce remede, y joint 3 jaunes d'œufs, 3 onces de poivre noir, & une pinte de vinaigre de sureau.

Infusion contre la Paralysie.

506. Prenez des feuilles de thym, de serpolet & de marjolaine, de chacune une demi-poignée, fleurs d'origan une pincée, racines de pyrethre demi-once, faites infuser le tout dans un pot de vin, dont on se servira intérieurement & extérieurement.

Infusion contre les Rétentions d'Urine.

507. Prenez graine d'argentine une once ; broyez-la & faites-la infuser dans une pinte de vin blanc sans faire chauffer, remuez seulement la bouteille, & buvez-en tous les matins à jeun un verre.

Infusion contre la Pleurésie & la Peuripneumonie.

508. Prenez feuilles de pervenche

L

une poignée, fiente de mulet ou de cheval une once, canelle un scrupule; faites infuser le tout dans 10 onces de vin blanc, pour deux doses contre la pleurésie & la peuripneumonie.

Infusion contre l'Hydropisie.

509. Prenez des écorces de racines d'hyeble 2 onces, bayes de genievre une once; fleurs de fureau une pincée; macérez le tout dans une suffifante quantité de vin, donnez-en l'infusion pour faire évacuer les eaux par les narines & par les felles.

Infusion contre la Rage.

510. Prenez racines d'ellebore blanc féchées à l'ombre deux fcrupules, canelle, fenouil & gingembre, de chacune dix grains; faites-les infufer pendant la nuit fur des cendres chaudes dans 4 onces de vin blanc; l'on prendra la colature le matin contre la rage. (Nous ne garantiffons pas ce remede.)

Infusion contre les Obstructions des Viscères.

511. Prenez des feuilles d'eupatoire, d'aigremoine, de ceterach, de chacune

2 poignées ; faites - les infuser dans un pot de vin blanc, dont vous prescrirez 2 verres par jour dans les obstructions.

Infusion contre la maladie Vénérienne.

512. Prenez de l'antimoine crud concassé & noué dans un linge 4 onces, squine & gayac, de chacun 2 onces ; faites-les infuser pendant 24 heures sur des cendres chaudes dans un pot d'eau, ensuite on les fera bouillir jusqu'à la diminution de moitié, après quoi on fera infuser pendant l'espace de 8 heures aussi sur des cendres chaudes, du turbith & des hermodattes, de chacun 2 gros, de la pulpe de coloquinte un demi-gros ; après une légere ébulition on passera le tout, dont le malade prendra un verre le matin, un autre verre deux heures après le dîner, & le troisieme à l'heure du sommeil.

Infusion contre le Catharre, la Paralysie & l'Apoplexie.

513. Prenez feuilles de marjolaine, de thym & de serpolet, de chacune demi-poignée ; fleurs d'origan une pincée ; faites-les infuser dans un pot de vin, prescrivez-en la décoction aux paralytiques & aux apoplectiques.

L 2

Infusion contre l'Epilepsie.

514. Prenez des raclures de bois de buis 2 onces, de celles de bois de genievre, des racines de pivoine, de grande valeriane, de guy de chêne, de chacune une once, de la raclure de corne-de-cerf, d'ivoire, de chacune demi-once, des semences de chardon-bénit, de l'écorce de citron, de chacune six gros, faites - les macérer pendant l'espace de 24 heures dans 7 livres d'eau de fontaine, que vous cuirez ensuite jusqu'à la diminution d'un tiers, ajouant sur la fin de la coction des fleurs de tilleul & des lys de vallées ; de chacune une pincée, coulez par la manche d'Hypocrate : la dose est de 5 onces à prendre contre l'épilepsie.

Infusion contre la Fievre quarte.

515. Prenez feuilles de pilofelle une poignée, faites-les infuser dans 2 verres de vin blanc, prescrivez la colature.

Infusion contre la Syncope, l'Apoplexie &
les Vertiges.

516. Prenez une poignée de feuilles de mélisse, coupez les menues, & fai-

tes-les infuser dans 2 onces d'esprit-de-vin; vous y ajouterez ensuite deux gros de perles préparées, la dose est d'une cuillerée ou de deux.

Infusion contre les Affections scorbutiques.

517. Prenez des bourgeons de sapin, faites-les infuser dans un vase plein d'eau, prenez-en le matin à jeun en guise de thé, vous en continuerez l'usage pendant long-temps.

Thé médicinal contre la Phthysie.

518. Prenez racines de bétoine deux onces, racines de réglisse une once & demi; feuilles de véronique & de lierre terrestre, de chacune une poignée; fleurs de millepertuis, de petite centaurée, de chacune 3 pincées; semences de fenouil 2 ou 3 gros; hachez, broyez, mêlez pour l'usage; faites infuser pour lors une demi-once de ce thé balsamique dans 5 ou 6 tasses d'eau bouillante; laissez-les dans le vase bien bouché pendant quelques minutes, & prenez-en d'heure en heure une tasse, en y faisant dissoudre auparavant une petite cuillerée de miel vierge.

Bierre contre le Scorbut.

519. Prenez feuilles fraîches de cochlearia, de roquette, de tortelle, du trefle
d'eau, de chacune une poignée, femences fraîches broyées de creffon de jardin, & de raifort auffi de jardin, de
chacune 2 onces; fleurs de petite centaurée une once; racines de raifort fauvage 5 onces; hachez les, & mettez
dans un demi-muid de bierre nouvelle
& bouillante, ufez-en pour boiffon ordinaire dans le fcorbut.

Infufion contre la Coqueluche des Enfans.

520. Prenez de l'eau bouillante une
pinte; ajoutez-y miel vierge une once;
écumez-le fur le feu une ou deux fois,
& retirez le vaiffeau; faites-y infufer du
ferpolet une poignée, donnez l'infufion
pour boiffon ordinaire dans la coqueluche.

Infufion contre la Cachexie, la Jauniffe,
l'Hydropifie & les Embarras des Reins
& du Bas-Ventre.

521. Prenez des feuilles, fleurs &
graines de tanaifie 2 poignées; verfez
deffus de l'eau bouillante 3 livres, laif-

fez refroidir, & prefcrivez l'infufion plufieurs fois le jour à la dofe d'un verre dans la cachexie, la jauniffe, l'hydropifie & l'embarras des reins.

Infufion contre la Morfure des Bêtes véni-meufes & des Chiens enragés.

522. Prenez des feuilles de thym une poignée, faites-les infufer à froid pendant 24 heures, dans une chopine de bon vin rouge ; coulez enfuite la liqueur, dont vous prefcrirez un verre le matin à jeun contre la morfure des bêtes vénimeufes & des chiens enragés.

Infufion contre le Dévoiement provenant du Relâchement des Inteftins.

523. Prenez racines de tormentille une demi-once ; argentine une poignée ; pimprenelle une demi-poignée ; après avoir haché le tout, faites-le infufer dans une livre & demi d'eau bouillante pendant une demi-heure ; la dofe eft d'une once de 3 heures en 3 heures dans les dévoiemens provenans du relâchement des inteftins.

L 4

Infusion contre le Rhume accompagné de Toux & Chaleur de Poitrine.

524. Prenez fleurs de pas-d'âne, de mauve, de coquelicot & de pied-de-chat, de chacune une pincée ; verfez deffus 3 chopines d'eau bouillante, & laiffez le tout infufer pendant une demi-heure ; ajoutez à l'infufion du fyrop de capillaire une once & demi, ou du fu-cre, pour une infufion pectorale à pren-dre dans le rhume accompagné de toux & de chaleur de poitrine.

Infufion contre la Fievre lente.

526. Prenez fommités ou feuilles de capillaire vertes & fraîches environ 3 poignées ; infufez fur des cendres chau-des pendant la nuit, dans 2 ou 3 demi-feptiers de bonne eau de fontaine, fai-tes légérement bouillir, fi vous jugez à propos ; paffez & mettez la liqueur dans une bouteille de verre pour fervir de boiffon ordinaire, toute feule ou avec un peu de vin, aux enfans deffechés & confumés par la fievre lente, provenant des obftructions du méfentere.

Infusion contre la Suppreſſion des Regles.

526. Prenez racines de dompte-venin une once; infuſez dans une livre d'eau bouillante; partagez le tout en 4 verres, à prendre de 4 heures en 4 heures avec du ſyrop d'armoiſe.

Infusion pour faire Uriner.

527. Prenez ſemences de bardane en poudre un gros; vin blanc 4 onces, macérez pendant 6 heures, preſcrivez au malade pour exciter les urines.

Infusion dans la Foibleſſe de la Vue.

528. Prenez euphraiſe une poignée, verſez deſſus une livre & demi d'eau bouillante; donnez un ou deux bouillons; macérez enſuite pendant un quart-d'heure; preſcrivez cette liqueur en guiſe de thé, de temps en temps dans la foibleſſe de la vue.

Infusion contre les Ecrouelles.

529. Prenez racines de ſcrophulaire, de filipendule, de petit houx, de chacune demi-once; feuilles d'aigremoine, de pimprenelle, de chacune une poignée; fleurs de romarin deux pincées;

L 5

digérez dans un vaiſſeau fermé avec une livre de vin blanc, paſſez, ajoutez à la colature du ſucre pour l'adoucir, partagez en 3 doſes.

Infuſion contre la Jauniſſe, les Maux de Tête & l'Epilepſie.

530. Prenez des ſommités de pouliot ſéchées à l'ombre deux pincées; verſez deſſus 12 onces d'eau bouillante; laiſſez infuſer pendant un quart-d'heure dans un vaiſſeau couvert; prenez enſuite cette infuſion le matin à jeun, à laquelle vous ajouterez un peu de ſucre dans la jauniſſe, les maux de tête & l'épilepſie.

Infuſion contre la Jauniſſe.

531. Prenez feuilles de marrube ſeches & pilées, autant que vous en voudrez; verſez deſſus ſuffiſante quantité de vin blanc, juſqu'à la hauteur de 4 ou 5 travers de doigt; macérez à froid dans un vaiſſeau bien bouché, que vous agiterez de temps en temps, juſqu'à ce que la teinture ſoit tirée; la doſe eſt de 4 onces 2 fois le jour.

Infusion contre la Suppreſſion des Regles & des Lochies.

532. Prenez feuilles & fommités de matricaire & de tanaiſie, de chacune un ſcrupule, infuſées pendant la nuit dans 6 onces de vin blanc; preſcrivez la colature le matin pour la ſuppreſſion des regles & des lochies, ou pour tuer les vers des inteſtins.

Infuſion contre les Hémorrhagies.

533. Prenez de l'éponge d'églantier, ce que vous voudrez; calcinez-la, & la réduiſez en poudre fine; faites-en infuſer pendant la nuit un gros dans 6 onces de bon vin blanc; coulez le lendemain la liqueur pour une priſe, que l'on répétera tous les mois ſur le déclin de la lune.

Infuſion contre les Fleurs-Blanches, & contre les Regles immodérées.

534. Prenez de l'eau bouillante un demi-ſeptier; faites-y infuſer pendant une demi-heure une pincée de feuilles de pervenche; coulez la liqueur par inclination, & ajoutez-y un peu de ſucre.

L 6

Infusion pour les Pertes rouges ou blanches,
& dans les Ulceres intérieurs.

536. Prenez des feuilles de sanicle
séchées à l'ombre deux pincées; versez
dessus une livre d'eau bouillante; faites
infuser les feuilles pendant une demi-
heure dans un vaisseau fermé, versez
par inclination, & ajoutez une demi-
once de syrop de roses, pour une infusion à prendre dans les pertes rouges
ou blanches, & dans les ulceres intérieurs.

Infusion pour la Jaunisse & les Embarras
des Reins & du Foie.

537. Prenez des semences de navet
concassées deux gros; faites-les infuser
pendant la nuit sur des cendres chaudes dans un verre de vin blanc; coulez
le tout le lendemain avec expression,
pour une dose à prendre pendant 9
jours, le matin à jeun dans la jaunisse
& les embarras des reins & du foie.

Infusion contre la Fievre Intermittente &
les maladies d'Estomach.

538. Faites infuser pendant une petite heure dans une livre d'eau de fontaine bouillante, un gros de racine de
quassi rapée, & faites prendre au malade une once de cette infusion de deux
heures en deux heures; on peut aussi
la faire infuser dans du vin.

Infusion contre la Gravelle.

539. Prenez des feuilles de doradille
d'Espagne, faites-en une infusion theiforme, à la dose d'une bonne pincée
dans deux tasses d'eau bouillante ; on
prend les deux tasses d'infusion le matin à jeun, & plus ou moins long temps,
suivant les effets contre la gravelle.

Infusion contre la Colique néphrétique.

540. Prenez des cosses ou siliques
seches d'haricots, faites-les infuser en
forme de thé, à la dose d'une demi-
poignée pour 2 tasses d'eau bouillante
contre la colique néphrétique. *Remede*
expérimenté par le Docteur Marquet.

Infusion contre l'Asthme.

541. Prenez racines d'*enula campana*, de pétasite, de réglisse, de chacune une once; des feuilles seches d'hyssope, de lierre terrestre, de pervenche, de scolopendre, de marrube blanc, de cataire, de ceterach, de chacune une poignée; des fleurs de pied-de-chat, de pas-d'âne, de coquelicot, de chacune 4 pincées; des feuilles d'oranger une demi-poignée, du bois de saffafras une once; hachez bien le tout ensemble, & mêlez-le; on en prend tous les matins une bonne pincée ou même deux en infusion théiforme, & au-lieu de ce sucre, on se servira de miel bien écumé.

Injection dans les Ulceres fistuleux.

542. Prenez lait de tithymale, & huile de millepertuis, de chacune parties égales; faites-les bouillir; leur décoction convient pour faire des injections dans les ulceres fistuleux.

Autre contre la même maladie.

543. Prenez du suc d'herbe à robert ou d'illecebra, faites des injections

dans l'ulcere fiſtuleux ; on pourra même allier l'un avec l'autre.

Autre.

544. Prenez des racines d'ariſtoloche & de gentiane, de chacune une once, des feuilles de ſcordium, des ſommités d'abſynthe, de millepertuis & de petite centaurée, de chacune une demi-poi-gnée ; faites-les cuire dans une pinte de vin blanc ; délayez dans la colature du miel roſat & de l'eau de chaux pu-rifiée, de chacun 2 onces, pour une décoction vulnéraire, dont on fera des injections dans les ulceres fiſtuleux.

Autre.

545. Prenez des feuilles de morelle, de verveine, de chacune une poignée, faites-les bouillir dans 8 onces d'eau pour des injections.

Injection contre la Surdité.

546. Prenez du bois de frêne, lorſ-qu'il eſt encore verd, autant que vous jugerez à propos ; faites-le brûler, & amaſſez l'huile qui en ſort, que vous garderez dans une bouteille ; elle eſt propre contre la ſurdité, ſi vous l'in-

troduifez dans l'oreille avec du coton imbibé de la même liqueur.

Injection vulnéraire & déterfive.

547. Prenez de l'orge entiere une pincée; des feuilles de pilofelle & d'aigremoine, de chacune demi-poignée; des fommités d'abfynthe & de millepertuis, de chacune une poignée; faites bouillir le tout dans une pinte d'eau à la réduction de moitié; coulez par un linge, & ajoutez du miel rofat une once; pour une injection vulnéraire & déterfive.

Injection contre le Tintement d'Oreilles.

548. Prenez fuc de poireaux 2 onces, miel rofat & huile d'hypericum, de chacune demi-once, faites des injections avec cette liqueur tiede dans l'oreille : l'huile de fourmis & de cloporte, l'huile de noyaux de pêches mêlée avec le caftoreum, eft auffi un excellent remede contre le tintement d'oreilles.

Autre.

549. Prenez de l'ellebore blanc & du caftoreum, de chacun 2 gros, coftus un gros & demi, rhue deux fcru-

pules, euphorbe un demi-gros, amandes ameres une once, faites cuire le
tout dans de l'huile de rhue au bain-
marie durant une heure; on inflille cette
huile tiede dans l'oreille.

Injection contre la Surdité.

550. Prenez un gros oignon creufé
au milieu, rempliffez fa cavité d'huile
de rhue, de racines de fouchet en poudre, de bayes de laurier, d'anis, de
cumin, de chacun un gros, faites cuire
le tout fur des charbons ardens; l'ayant
exprimé, vous garderez cette liqueur
dans une petite bouteille, dont vous
ferez injection, pour en couler quelques gouttes foir & matin dans les oreilles d'un fourd, les bouchant enfuite avec
un peu de coton.

Injection contre la Surdité & les Tintemens d'Oreilles.

551. Prenez 2 onces de la racine de
cyclamen découpé menu, que vous ferez bouillir dans l'huile d'anet, de rhue
& d'amandes douces, de chacune 2
onces; on fe fervira de la colature pour
des injections contre la furdité & les
tintemens d'oreille.

Injection à faire après l'opération de la Taille.

552. Prenez une poignée d'orge entiere, une demi-once de réglisse, des fleurs de mauve & de violettes, de chacune une pincée, que vous ferez cuire dans une chopine d'eau, délayez dans la colature une once de sucre candy, pour une injection par l'urethre, après l'opération de la pierre.

Julep contre les Vers.

553. Prenez demi-poignée de feuilles d'aurone, un gros de ses semences; faites-les infuser pendant la nuit dans 5 onces de vin blanc; ajoutez à la décoction une once de syrop d'absynthe, pour un julep vermifuge à prendre à jeun.

Julep contre l'Asthme, la Pleurésie & la Péripneumonie.

554. Prenez des feuilles d'adiante, de scolopendre & de lierre terrestre, de chacune demi-poignée, fleurs de tussilage & de pavot rouge une pincée, faites cuire le tout dans une suffisante quantité d'eau de fontaine, que vous

réduirez à 6 onces; ajoutez à la colature une once de ſyrop d'althæa de fernel, pour un julep.

Julep contre la Jauniſſe.

555. Prenez de l'eau diſtillée de rhue 6 onces, du ſel polichreſte un gros, du tartre vitriolé un demi-gros, du vitriol martial 12 grains, du ſyrop des 5 racines apéritives une demi-once; la doſe eſt d'une once à prendre tous les 3 heures dans la jauniſſe des enfans.

Julep contre la Soif immodérée.

556. Prenez des eaux diſtillées de fruits d'épine vinette & d'oſeille, de chacune 3 onces, du ſyrop d'épine vinette une once, du ſel de prunelles un demi-gros; faites un julep à prendre dans la ſoif immodérée.

Julep cordiaque.

557. Prenez eau d'écorce d'orange & de canelle diſtillée avec du ſuc de cériſe, de fraiſe & de framboiſes ſuffiſante quantité.

Julep anti-hyſtérique.

558. Prenez ſuc de limons récemment

exprimé une demi-once, opium pur deux grains ; après avoir broyé dans un mortier de verre, ajoutez de l'eau diftillée de canelle fix gros, de l'eau diftillée d'écorce de citron une once & demi ; de l'eau diftillée de mélifle 2 onces, fyrop de violettes 6 gros, teinture de fuccin 2 gros, mêlez *ad viirum*. La dofe eft d'une demi-once chaque quart-d'heure, jufqu'à ce que les paroxifmes ceffent.

Julep contre le Mifcerere.

559. Prenez des eaux de pourpier & de laitue, de chacune 2 onces ; fyrop de limon fix gros, efprit de foufre fix gouttes, pour un julep à prendre à l'inftant.

Julep contre l'effervefcence de la Bile.

560. Prenez des eaux d'endive & d'ofeille, de chacune deux onces, du fel de prunelles demi-gros, fyrop d'endive une once, faites un julep à prendre dans la grande effervefcence du fang.

Julep contre la Colique venteufe & la néphrétique.

561. Prenez des femences d'anis & de fenouil, de chacune demi-gros, feüil-

les de fenouil une demi poignée, faites-
les bouillir dans 5 onces d'eau de fontaine, vous ajouterez à la colature deux
onces d'huile d'amandes douces, pour
un julep à prendre dans la colique ven-
teuse, & dans la néphrétique.

Julep anti-scorbutique.

562. Prenez des eaux de fumeterre
& de grand raifort, de chacune 2 onces & demi, du sel de fumeterre un
demi-gros, du syrop d'absynthe une
once, pour un julep à prendre dans le
scorbut, à réitérer souvent.

Julep contre les Fievres malignes.

563. Prenez eau de chardon-bénit 4
onces, eau thériacale 3 gros, besoard
minéral un demi-gros, camphre dix
grains, pour un julep.

Julep rafraîchissant.

564. Prenez des eaux de chicorée &
de nénuphar, de chacune 2 onces, sel
de prunelles un demi-gros, syrop de
groseilles rouges une once; faites un
julep rafraîchissant, qui convient dans
la grande effervescence des humeurs.

Autre.

565. Prenez des eaux de lys & de nénuphar, de chacune 3 onces, suc de bourrache purifié 2 onces, syrop de nénuphar une once, faites un julep, à prendre dans la grande effervescence du sang; réitérez-le souvent.

Julep contre le Flux hépatique.

566. Prenez des eaux de nénuphar & de plantain, de chacune 2 onces, syrop de pavot blanc une once pour un julep.

Julep contre l'Asthme & la Phthysie.

567. Prenez des feuilles de véronique une pincée, quinze bayes de genievre concassées, faites-les infuser dans 4 onces d'eau de véronique; ajoutez à la décoction une once de syrop de capillaire, pour un julep à prendre dans l'asthme & la phthysie, que vous réitérerez souvent.

Julep contre le Hoquet.

568. Prenez eau de menthe 2 onces, eau thériacale demi-once, confection d'alkermès demi-gros, laudanum un grain,

syrop de menthe fix gros, pour un julep.

Julep cordial dans les Syncopes.

569. Prenez eau diſtillée de reine-des-prés & des cériſes noires, de chacune 3 onces; ſyrop d'œillets & de limons, de chacun demi-once; mêlez le tout pour un julep cordial, propre dans les défaillances & les ſyncopes.

Julep contre l'Inappétence occaſionnée par les Vents.

570. Prenez des eaux de chicorée & de laitue, de chacune 2 onces, poudre contre vers deux ſcrupules, ſyrop de limon une once, pour un julep à prendre le matin 3 ou 4 jours de ſuite.

Julep dans les Fievres malignes.

571. Prenez ſyrop de groſeilles rouges une once; eaux de meliſſe & d'alleluia, de chacune 3 onces; mêlez, faites un julep pour les fievres malignes.

Autre dans la même maladie.

572. Prenez ſyrop de groſeilles rouges 2 onces; eau de laitue ou de chicorée une livre; ſel de prunelles demi-

gros ; mêlez, donnez le julep pour boiffon dans les fievres.

Julep contre la Cachexie & les Affections fcorbutiques.

573. Prenez fuc clarifié d'alleluia,
d'ofeille ronde, de fumeterre, de beccabunga, de creffon de fontaine, d'herbe
aux cuillers, d'abfynthe, de trefle d'eau
une livre ; fyrop d'alleluia une once ;
mêlez, faites un julep que l'on prendra
par cuillerées dans la cachexie & les
affections fcorbutiques.

Julep contre le Crachement de Sang & les Hémorrhoïdes.

574. Prenez fuc clarifié de laitue, de
pourpier & de plantain, de chacune 4
onces ; fyrop de confoude ou de lierre
terreftre une once ; faites un julep contre le crachement de fang & les hémorrhoïdes.

Julep contre la Néphrétique.

575. Prenez 5 onces d'eau de laitue,
du fuc de pariétaire bien dépuré 2 onces, du fyrop de raves de fernel une
once, efprit de fel dulcifié 10 gouttes,
pour

pour un julep à prendre le soir pendant 3 jours.

Julep contre l'Enrouement & la Toux invétérée.

576. Prenez eau de pouliot & de pavot rouge, de chacune 2 onces; du syrop de raifort sauvage une demi-once; mêlez le tout pour un julep à prendre pendant quelque temps le soir en se couchant, dans l'enrouement & la toux invétérée.

Julep contre la Soif.

577. Prenez feuilles d'oseille, & fruits d'épine vinette, de chacune 3 onces, syrop d'épine vinette une once, sel de prunelle demi-gros, faites un julep contre la soif.

Julep contre le Vomissement.

578. Prenez un gros de sel d'absynthe, 4 onces d'eau de chicorée, une once de syrop de limon; prenez à la cuillerée pour arrêter le vomissement.

Julep contre la Peste, la Petite-Vérole & les Fievres malignes.

579. Prenez des eaux distillées de

M

fcabieufe & de chardon bénit, de chacune 3 onces, racines de dompte ve-
nin en poudre un demi-gros, poudre
de viperes 12 grains, confection d'hyacinthe un demi-gros, avec une once
de fyrop d'œillets; faites un julep fudorifique à prendre dans la pefte, la
petite-vérole & les fievres malignes.

Julep contre l'Ifchurie & l'Ulcere des Reins.

580. Prenez de la thérébentine de
Venife, diffoute dans un jaune d'œuf
2 gros, miel rofat une once, faites-les
diffoudre dans 5 onces d'eau de chiendent, pour un julep à prendre contre
l'ifchurie & l'ulcere des reins.

Julep contre les maladies Aigues.

581. Prenez 5 onces de décoction
de têtes de pavots blancs, fyrop de nénuphar une once, laudanum un grain,
pour un julep à prendre à l'heure du
fommeil contre les maladies aigues.

Julep contre les Diarrhees.

582. Prenez eau de rofe & de plantain, de chacune 3 onces, du corail
rouge préparé, & du fang de dragon,
de chacune demi gros, du fuc de plan-

tain purifié demi-once, du fyrop de coings une once, faites un julep à prendre dans la diarrhée.

Julep contre la Pleuréfie & la Péripneumonie.

583. Prenez eaux de fcabieufe & de chardon-bénit, de chacune 3 onces, confection d'hyacinthe un demi-gros, fyrop de lierre terreftre une once, pour un julep à prendre dans la pleuréfie & la péripneumonie.

Julep contre la Fievre maligne vermineufe.

584. Prenez eaux de fcorfonere & de chardon bénit, de chacune 2 onces, poudre de viperes & de *femen contra*, de chacune un fcrupule, fyrop de limon fix gros, faites un julep à prendre contre la fievre maligne caufée par les vers.

Lavement contre la Colique.

585. Prenez feuilles de mauve, de pariétaire, de branche urfine & de violettes, de chacune demi-poignée; fleurs de camomille & de mélilot, de chacune une pincée; femences d'anis & de fenouil, de chacune un gros; faites-les bouillir dans une fuffifante quantité d'eau;

délayez dans une livre de décoction 2
onces d'huile de lys; pour un lavement
à prendre dans la colique occafionnée
par des excrémens endurcis.

Lavement contre le Flux céliaque.

586. Prenez des racines de grande
confoude, de biftorte, de tormentille,
de chacune une once, feuilles de plantain, de pourpier, de centinode & de
menthe, de chacune une poignée, femences d'ofeille 2 gros, rofes rouges
& balauftes, de chacune une pincée,
faites cuire le tout dans une fuffifante
quantité d'eau; l'on délayera dans une
chopine de la colature, 2 onces de miel
rofat pour un lavement.

Lavement contre la Colique venteufe.

587. Prenez du vin de Canarie, de
l'huile de lin, de chacune fix onces, de
l'huile de fuccin un demi-gros, du laudanum liquide 40 gouttes, faites tiédir
le tout pour un lavement. Il eft très-
bon dans les grandes douleurs des in-
teflins, dans les aftrictions du ventre
opiniâtre & dans la colique venteufe;
cependant il eft contraire aux perfonnes
attaquées d'affections hyftériques, à moins

qu'il n'y ait grande conſtipation, que la
maladie ne ſoit légere, & dans ſon premier principe.

Lavement pour provoquer les Menſtrues,
& calmer les Accès de Vapeurs hyſté-
riques.

588. Allumez un morceau de camphre à une bougie, & l'étaignez à 8
ou 10 repriſes dans une décoction hyſ-
térique, ou dans de l'eau ſimple. C'eſt
un excellent lavement.

Lavement contre la Colique & les Vapeurs.

589. Prenez des feuilles de mauve,
de mercuriale, de ſenecon & de violettes, de chacune une poignée, que
vous ferez cuire dans une chopine d'eau
de fontaine; vous ajouterez à cette décoction une demi-once de thérébentine
délayée dans un jaune d'œuf; du ſyrop
de pavot blanc & du miel commun, de
chacun une once, pour un lavement
contre la colique & les vapeurs.

Lavement contre la Colique venteuſe & la
néphrétique.

590. Prenez ſemences d'anis & de
coriandre, de chacune une pincée, feuil-

les de fauge une poignée, que vous
ferez bouillir dans une chopine de vin,
vous ajouterez dans la colature demi-
once de catholicon fin, & pareille quantité de thérébentine délayée avec un
jaune d'œuf, & 2 onces d'huile de lin,
pour un lavement à prendre dans la colique venteufe & la néphrétique.

Lavement purgatif.

591. Prenez gratiole une demi-once;
faites-la cuire dans une fuffifante quantité de décoction émolliente, pour un
lavement.

Lavement contre la Dyffenterie.

592. Prenez racines d'ariftoloche ronde
demi-once, feuilles d'aigremoine, de
pilofelle & de dent de-lyon, de chacune
une poignée; rofes rouges & fleurs de
millepertuis, de chacune une pincée,
que vous ferez bouillir pendant un quart-
d'heure dans une chopine d'eau; délayez
dans la colature 2 onces de miel rofat,
& une demi-once de thérébentine diffoute dans un jaune d'œuf, pour un lavement.

Autre contre la même maladie.

593. Prenez un demi-feptier de lait, & autant de décoction d'orge, une once de miel rofat, un jaune d'œuf, mêlez le tout pour un lavement.

Lavement contre la difficulté d'Uriner.

594 Prenez des feuilles de faule, de vigne & de pourpier, de chacune deux poignées : faites-les cuire dans une livre d'eau de fontaine, diffolvez dans la décoction 2 onces de miel de nénuphar; pour un lavement à prendre contre les difficultés d'uriner.

Lavement contre la Paffion iliaque.

595. Prenez une livre de décoction émolliente, vous y délayerez une once de pulpe de caffe, & une demi-once d'*hiera picra*, pour un lavement.

Lavement contre la Dyffenterie & la Néphrétique.

596. Prenez des feuilles de mauve & de violettes, de chacune une poignée; des fleurs des deux mêmes plantes, de chacune deux pincées; faites-les bouillir dans une livre d'eau; délayez dans la

M 4

décoction une demi-once de thérébentine diffoute comme ci-deffus; & 2 onces d'huile de lin, pour un lavement
contre la dyffenterie & la néphrétique.

Lavement contre la Léthargie & le Cancer.

597. Prenez décoction émolliente une
livre, diaphénic une once, vin émétique trouble 2 onces, pour un lavement.

Lavement émollient.

598. Prenez feuilles d'acanthe, de
mauve, de pariétaire, de mercuriale,
de bette, de violettes, d'arroche, de
fenecon, de chacune une poignée; faites bouillir dans une fuffifante quantité
d'eau commune: dans une livre de cette
décoction, délayez 3 onces de miel de
nénuphar; faites un lavement émollient.

Autre.

599. Prenez feuilles de bette, d'arroche, de mauve, de guimauve, de
chacune une poignée; graine de lin
une pincée : faites bouillir dans une fuffifante quantité d'eau de riviere, délayez
dans une livre de décoction 3 onces de

miel rofat, & une once d'huile de lys, pour un lavement émollient.

Autre.

600. Prenez décoction de feuilles de bette, de chicorée, de laitue, de pourpier une livre ; diffolvez fel de prunelles un gros, ajoutez miel de nénuphar 2 onces ; faites un lavement émollient & rafraîchiffant.

Lavement contre la Lienterie.

601. Prenez une chopine de lait bouilli, dans lequel vous ferez diffoudre 2 onces de fucre rouge , & une once de miel rofat , pour un lavement.

Lavement contre la Paffion hyftérique.

602. Prenez des feuilles de matricaire, d'armoife, de rhue, de pulegium, de chacune demi poignée, des femences d'anis & de coriandre, de chacune une pincée, faites les bouillir dans une chopine d'eau , délayez dans la colature une once de diaphenic, pour un lavement.

Lavement contre la Phrénéfie.

603. Prenez une livre de décoction

rafraîchissante, dans laquelle vous délayerez une once d'*hyera picra*, & une once de miel mercuriel, pour un lavement.

Lavement contre le Pica.

604. Prenez feuilles & racines de guimauve, feuilles de mauve, de violettes, de pariétaire, de chicorée, de laitue, de chacune une poignée, semences d'anis & de fenouil, de chacune un gros, faites les cuire dans une livre de la colature; vous délayerez catholicon & miel rofat, de chacun une once, pour un lavement.

Lavement contre la Strangurie.

605. Prenez une livre de décoction émolliente, dans laquelle vous délayerez *catholicon* fin, pulpe de caffe & huile de lin, de chacune une once, thérébentine délayée avec un jaune d'œuf demionce, pour un lavement qu'il faut réitérer souvent.

Lavement contre les fuites de Couche.

606. Prenez une livre de décoction émolliente, à laquelle vous ajouterez 2 onces d'huile de rhue, une once de

catholicon, & un scrupule de sel de genest, pour un lavement.

Lavement contre les Vers.

607. Prenez gratiole verte une pincée; petite centaurée & absynthe, de
chacune demi-poignée; graines de santoline & de tanaisie, de chacune demi-
once; faites bouillir dans du petit-lait,
pour un lavement propre à faire mourir
& chasser les vers, sur-tout les ascarides.

Lavement contre le Ténesme & la Dyssen-terie.

608. Prenez feuilles & fleurs de bouillon blanc une poignée, son de froment
une demi-poignée, fenugrec & lin, de
chacun deux gros; faites bouillir dans
suffisante quantité d'eau ou de lait, pour
un lavement contre le ténesme & la
dyssenterie.

Lavement contre les Constipations, Ca-chexies & Bouffisures du Ventre.

609. Prenez des feuilles de mercuriale & de mauve, de chacune une poignée; faites-les bouillir dans 2 livres
d'eau à la réduction de moitié, passez
la liqueur par un linge, & ajoutez-y

M 6

une once ou deux de miel mercuriel, pour un lavement à donner dans les conftipations, cachexies & bouffifures du ventre.

Lavement émollient & rafraîchiſſant.

610. Prenez feuilles de mauve, de pariétaire & de fureau, de chacune demi-poignée; faites les bouillir dans 2 livres d'eau à la réduction de moitié; paſſez & ajoutez 2 ou 3 onces de miel de nénuphar, pour un lavement.

Liniment contre la Galle.

611. Prenez racines de patience & d'anemone, de chacune deux onces; faites-les cuire juſqu'à confomption; les ayant broyées & paſſées par le tamis, ajoutez deux onces de beurre frais, pour un liniment, dont on frottera le foir les parties galeufes trois jours de fuite; ce liniment eſt propre pour emporter les fels groffiers, lefquels s'arrêtant dans les glandes miliaires, les corrodent, & font un nouveau filtre, qui fépare du fang une férocité faline, la véritable matiere de la galle.

Liniment contre la Brûlure.

612. Prenez 2 onces de pulpe de pommes cuites, onguent populeum une once, huile d'amandes douces une demi-once, pour un liniment.

Liniment contre les Rhumatifmes.

613. Prenez favon d'alicante une once, opium choifi deux gros, efprit de vin rectifié 9 onces, fafran oriental un demi gros, faites digérer le tout pendant 8 jours, ajoutez à la colature 3 gros de camphre, vous le ferez chauffer avant de vous en fervir.

Liniment contre la Teigne.

614. Prenez feuilles de concombre fauvage & de grande chélidoine, de chacune une poignée; faites-les cuire dans une livre d'eau, pour un liniment contre la teigne.

Liniment contre la Galle.

615. Prenez de l'huile de bayes de laurier, de la pulpe de racines de patience, de chacune demi-once, mercure doux un gros, mêlez le tout pour un liniment contre la galle.

Liniment contre les Hémorrhoïdes.

616. Prenez vinaigre de litharge une once, sucre de saturne un demi-gros ; suc de joubarbe une demi-once, onguent *nutritum* une once & demi, faites un liniment.

Liniment balsamique, anodin, contre les Douleurs des Mammelles.

617. Prenez huile d'amandes douces, infusions de millepertuis, de violettes & de roses, de chacune demi-once ; mêlez, faites un liniment que vous conserverez dans une fiole ; vous oindrez les mammellons avec une petite quantité de ce remede.

Liniment contre la Brûlure & l'Inflammation des Hémorrhoïdes.

618. Prenez mucilage de semences de lin, de psyllium & de coings, de chacune demi-once, sucre de saturne un gros, une suffisante quantité d'huile de lin, faites un liniment contre la brûlure & l'inflammation des hémorrhoïdes.

Liniment contre la Sciatique.

619. Prenez un gros morceau de ra-

cines de coulouvrée, creufez-là & la
rempliffez de colophane pulvérifée, re-
couvrez là du morceau que vous aurez
ôté & la pendez au foleil, recevez def-
fous dans un vaiffeau de terre, la liqueur qui en découlera, pour en graiffer chaudement la partie fouffrante.

Liniment contre le Scorbut.

620. Prenez de la poudre des feuilles de pafferofe demi-once, de l'alun
en poudre demi-gros ; faites-en un liniment avec fuffifante quantité de miel
rofat, dont il faut frotter tous les matins les gencives.

Liniment contre la Goutte fciatique.

621. Prenez du fuc de raifort fauvage & de l'huile de petits-chats, de
chacune 3 onces ; efprit de vin camphré & laudanum liquide, de chacun
deux gros ; faites un liniment dont on
fomentera la partie attaquée de goutte
fciatique, après l'avoir frotté avec un
linge un peu rude.

Liniment contre les Tumeurs des Mammelles & l'inflammation du Prepuce.

622. Prenez du fuc de grande jou-

barbe & de morelle, de chacune une
once, le blanc d'un œuf; agitez le tout
enfemble pendant du temps, jufqu'à ce
qu'il foit bien mêlangé; faites tiédir enfuite la liqueur, & appliquez-la plufieurs
fois le jour fur les tumeurs des mammelles, qui ne font point accompagnées
d'inflammation, & fur le prépuce en-
flammé à l'occafion de chancres véné-
riens.

Liniment contre la Pleuréfie.

623. Prenez huile de camomille 2
onces, onguent d'althæa une once; faites un liniment dans la pleuréfie fur le
côté douloureux.

Liniment contre les Dartres & la Teigne.

624. Prenez du beurre lavé dans de
l'eau de violettes une fuffifante quantité, ajoutez-y affez de fuc de plantain,
pour former un liniment utile contre
les dartres & la teigne.

Autre contre la Teigne & la Galle.

625. Prenez des feuilles de creffon
deux poignées; des femences de même
2 onces, pilez le tout, & faites-le frire
enfuite avec une fuffifante quantité de

faindoux, coulez-le avec forte expreffion, & fervez-vous en liniment contre
la galle & la teigne, ayant foin de purger le malade plufieurs fois pendant l'u-
fage de ce remede.

Looch contre la Toux.

626. Prenez racines de tuffilage deux
onces; faites-les cuire dans une fuffifante quantité d'eau commune, jufqu'à
ce qu'elles foient ramollies; paffez la
pulpe par le tamis, & faites-la diffoudre dans la décoction, en y ajoutant 5
onces de miel bien dépuré; faites cuire
le tout en confiflence de looch, à prendre dans la toux.

Looch contre le Crachement de Sang.

627. Prenez du fyrop de jujubes une
once, du fyrop de pavots blancs demi-
once, des mucilages de femences de
coings & de pfyllium extrait dans l'eau
de rofes fix gros, du fuc d'orge 3 gros,
avec une fuffifante quantité de fyrop
de coquelicot, pour un looch.

Looch contre la Toux & la Squinancie.

628. Prenez fyrop de tuffilage 2 onces; fucre d'orge une demi-once avec

un peu d'eau de lys; faites un looch à prendre plufieurs fois le jour à la cuillerée, contre la toux & la fquinancie.

Looch contre l'Empyeme.

629. Prenez fyrop de tuffilage & de lierre terreftre, de chacun 2 onces, baume de Judée 15 gouttes, pour un looch à prendre à la cuillerée.

Looch contre la Fluxion de Poitrine & la Pleuréfie.

630. Prenez de l'huile d'amandes douces deux onces; fyrop de pas-d'âne, de mauve & de pied de chat, de chacun une once; mêlez le tout pour un looch à prendre à la cuillerée dans la fluxion de poitrine, la pleuréfie & la toux violente.

Looch pour procurer l'Expectoration.

631. Prenez fyrop violat 2 onces, fleurs de foufre un gros; faites un looch, dont on fe fervira à la cuillerée pour procurer l'expectoration.

Le looch blanc de la pharmacopée de paris, auquel on ajoutera un grain de kermès minéral, eft auffi très-bien indiqué contre la toux, & pour faire expectorer.

Blanc manger de Fuller.

632. Prenez du lait 4 livres, de la poitrine d'un chapon cuit, des amandes douces pélées, de chacune deux onces, pilez le tout & l'exprimez fortement; faites ensuite bouillir en y ajoutant 3 onces de farine de riz, & lorsque le tout commencera à monter à feu lent, vous y ajouterez encore 8 onces de sucre blanc, & dix cuillerées d'eau de rose, vous prescrirez ce manger dans l'hétisie & la gonorrhée.

Pain de Viperes.

633. Prenez chair de viperes pulvérisées une once, salsepareille 3 onces, farine de froment une livre, un blanc d'œuf avec de la levure de bierre, & du lait suffisante quantité; faites 4 pains à cuire au four pour la cachexie, le scorbut, la maladie vénérienne, la lepre, &c.

Médecine à prendre dans la Colique.

634. Prenez huile d'amandes douces

2 onces, mauve une once; délayez dans un bouillon pour prendre le matin.

Autre dans la même maladie.

635. Prenez féné mondé deux gros, rhubarbe un gros, femences d'anis 2 fcrupules, que vous ferez infufer dans 5 onces d'eau ; vous délayerez dans la colature manne & fyrop de chicorée compofée, de chacune une once, pour une médecine à prendre dans la colique venteufe.

Médecine à prendre dans le Cancer.

636. Prenez tablettes diacarthame demi-once, caftoreum 12 grains, faites-les diffoudre dans 5 onces d'eau de fauge, pour une médecine.

Contre l'Hydropifie.

637. Prenez des feuilles & racines de gratiole un gros & demi ; faites-les infufer pendant la nuit dans 5 onces d'eau de fontaine ; délayez dans la colature une once de manne, pour une médecine à prendre le matin.

Autre contre la même maladie.

638. Prenez une once de racines d'i-

ris, que vous ferez cuire dans un bouillon ; vous délayerez dans la colature une once de manne, pour une médecine à prendre 2 ou 3 fois la femaine.

Contre la Jauniffe.

639. Prenez des feuilles de concombre fauvage 2 gros, faites-les infufer dans 6 onces d'eau de fontaine ; faites diffoudre dans la colature une once de manne, pour une médecine à prendre le matin.

Contre l'Inappétence.

640. Prenez demi-once de tamarin, feuilles de chicorée, d'ofeille, d'aigremoine, de chacune une poignée, orge entier & rofes rouges, de chacune une pincée, que vous ferez bouillir dans une fuffifante quantité d'eau, dans 6 onces de la colature, vous ferez infufer 3 gros de féné, un gros de rhubarbe, anis & fantal citrin, de chacun un fcrupule ; ajoutez à l'expreffion une once de fyrop de rofes folutif, pour une médecine à prendre contre l'inappétence.

Contre la Lienterie.

641. Prenez un gros de rhubarbe,

que vous ferez infufer pendant la nuit dans un gobelet de décoction de tamarins; vous délayerez dans la colature une once de manne, & une once de fyrop de chicorée compofé, pour une médecine.

Contre le Pica.

642. Prenez féné mondé 2 gros, crême de tartre demi-gros, que vous ferez infufer dans 6 onces d'eau de chicorée; vous délayerez dans l'expreffion manne & fyrop de fleurs de pêchers, de chacune une once, & 2 gros de tablettes *de citro*, pour une médecine.

Médecine.

643. Prenez de la feconde écorce de *frangula* un gros, de la canelle un fcrupule, que vous ferez infufer dans 5 onces d'eau de fontaine; vous délayerez dans la colature un gros de fel végétal, de la manne & du fyrop de fleurs de pêchers, de chacune une once, pour une médecine à prendre le matin.

Contre l'Hydropifie.

644. Prenez 8 onces de décoction de tamarins, dans laquelle vous ferez in-

fufer un gros de feuilles de laureole ;
vous délayerez dans la colature une once
de manne fine, pour une médecine à
prendre dès l'aube du jour contre l'hydropifie.

Médecine vermifuge pour les Enfans à la Mammelle.

645. Prenez eau de pourpier 2 onces, huile d'amandes douces une demi-
once, fyrop de fleurs de pêchers autant,
pour une médecine vermifuge, que l'on
donnera aux enfans à la mammelle.

Médecine douce.

646. Prenez une once de fleurs de
rofes mufcates, que vous ferez infufer
pendant la nuit dans 6 onces d'eau de
fontaine, ajoutez à la colature une once
& demi de manne, pour une médecine
à prendre le matin.

Contre l'Hydropifie & les Vapeurs hyfté-riques.

647. Prenez feuilles de fureau féchées
fix gros, fel végétal demi-gros, canelle
un fcrupule, faites les cuire avec 5 onces d'eau de fontaine ; vous délayerez
dans la colature de la manne, du fyrop

rofat folutif, de chacun une once; mêlez, faites une médecine à prendre contre les vapeurs hyſtériques & l'hydropiſie.

Contre la Cachexie.

648. Prenez des racines de tithymale
un gros & demi; faites-les cuire dans
8 onces de lait, pour une médecine à
prendre dans la cachexie.

Mixtion contre la Soif immodérée.

649. Prenez une once de· gêlée des
fruits de l'épine vinette, que vous ferez
diſſoudre dans ſix onces d'eau de fontaine, à prendre contre la ſoif immodérée.

Mixtion contre la Toux ou Coqueluche des Enfans.

650. Prenez du ſuc de perſil une
demi-once, lait de femme une once,
cumin un ſcrupule pour prendre tiede;
cette boiſſon eſt recommandée contre
la toux ou coqueluche des enfans.

Mixtion camphrée contre l'Epilepſie, les Spaſmes, la danſe de Saint-Wit.

651. Prenez camphre un demi gros,
ſucre

fucre blanc pulvérifé, gomme arabique de chacun un gros, mêlez le tout dans un mortier de verre, ajoutez une demi-once de vinaigre chaud, fix onces d'eau de fleurs de fureau, fyrop de coquelicot une once ; on peut encore y ajouter 30 gouttes de laudanum liquide de Sydenham, la dofe eft d'une cuillerée à prendre fouvent contre l'épilepfie, les fpafmes, la danfe de Saint-Wit.

Mixtion fimple dans les Fievres malignes.

652. Prenez efprit de thériaque camphrée dix onces, efprit de vitriol 2 onces, efprit de tartre rectifié 6 onces, digérez dans une fiole clofe hermétiquement pendant 3 femaines, pour être unies plus exactement ; cette mixion excite la fueur, réfifte à la pourriture, convient dans les fievres malignes ; la dofe eft d'un gros plus ou moins.

Mixtion contre l'Hydropifie.

653. Prenez eau diftillée de genievre une livre, rob de genievre 2 onces, teinture de myrrhe une once & demi; mêlez la dofe en un verre matin & foir.

N

Mixtion pour les Maladies des Enfans.

654. Prenez des yeux d'écreviſſe 3 gros, corail rouge deux gros ; perles un gros, laudanum purgatif un grain & demi, ſyrop de kermès ſix gros, eau diſtillée d'écorce de citron, de méliſſe, de marjolaine, de chacune 3 onces ; mêlez, la doſe eſt d'une demi-once tous les quarts-d'heure, juſqu'à ce que la douleur ceſſe.

Nouet hyſtérique.

655. Prenez caſtoreum pulvériſé un demi gros, aſſa fœtida un ſcrupule, huile de ſuccin un demi ſcrupule, faites du tout un nouet, que vous approcherez des narines au moment du paroxiſme.

Onguent pour la Brûlure.

656. Prenez deux poignées de feuilles de ſeigle cueillies au mois de mars avant le lever du ſoleil ; pilez ces feuilles dans un mortier de marbre, faites fondre dans une baſſine une livre de graiſſe de porc mâle non ſalée ; lorſqu'elle bouillera, vous y jetterez les feuilles contuſes ; donnez encore quelques bouillons, mais n'attendez pas que

les feuilles deviennent jaunâtres pour
retirer le vaiſſeau du feu; paſſez enſuite
le tout avec expreſſion : quand vous
voudrez vous en ſervir, vous en étendrez ſur un papier blanc, que vous
appliquerez ſur la partie brûlée, vous
recouvrirez le papier d'un linge, vous
renóuvellerez cet onguent 2 fois par
jour.

Onguent contre la Galle.

657. Prenez racines de parelle &
beurre frais, de chacune 2 onces; faites un onguent contre la galle, dont
on frottera les parties affectées.

Onguent contre les Durillons du Sein.

658. Tirez une chopine de jus des
feuilles vertes de tabac, mêlez-la avec
autant d'huile d'olive, ajoutez-y un
quarteron de thérébentine, mettez le
tout dans une bouteille pour le laiſſer
coaguler dans une cave, où vous le
laiſſerez pendant 15 jours, il ſe formera
une eſpece d'onguent, on s'en ſert avec
une plume, enſuite on en imbibe des
compreſſes pour en couvrir la glande.

Onguent contre la Galle.

659. Prenez racines d'aunée, de bar-

N 2

dane & de parelle , de chacune une
once ; faites-les cuire jufqu'à confomption avec une fuffifante quantité de
beurre frais ; vous vous fervirez de la
pulpe en forme d'onguent contre la
galle , après l'avoir paffé au tamis.

Onguent côntre la Paralyfie , la Goutte & les Rhumatifmes.

660. Prenez de l'écorce de la racine
de pafferage 5 onces , racines d'*enula
campana* 3 onces , avec une fuffifante
quantité de faindoux , faites un onguent
pour s'en fervir dans la paralyfie , la
goutte & les rhumatifmes.

Onguent contre les Ulceres.

661. Prenez litharge 4 onces , cérufe
une demi-once , tuthie 4 onces , mercure fublimé doux , antimoine crud ,
de chacun 3 gros , plomb brûlé & lavé
une demi-once ; cire 3 onces , huile
rofat 9 onces , faites un onguent felon
l'art.

Onguent contre les Humeurs froides , & les Ulceres putrides.

662. Prenez des feuilles de troefne ,
telle quantité qu'il vous plaira ; mettez-

les dans une bouteille de verre, remplissez d'huile d'olive jusqu'au tiers ; laissez la bouteille bien bouchée au soleil, jusqu'à ce que les fleurs étant fondues, le tout se change en un baume, dont on pansera tous les jours les écrouelles ou ulceres.

Préservatif contre les Tâches de la Petite-Vérole.

663. Prenez demi-once de craie blanche en poudre, de la crême fraîche 2 onces, mêlez le tout pour un onguent, dont on oignera le visage le huitieme ou le neuvieme jour de la maladie, pour préserver des tâches de la petite-vérole.

Onguent ophtalmique.

664. Prenez tuthie préparée une demi-once, pierre hématite un demi-scrupule, aloës succotrin 6 grains, matrice de perles 2 grains, graisse de viperes suffisante quantité ; faites selon l'art un onguent mou ; on s'en sert pour les dartres & ulceres des paupieres, en frottant les bords légérement ; & en mettant un petit morceau dans le grand onglé de l'œil en se couchant le soir pour dormir.

Autre.

665. Prenez beurre de Mai 4 onces, cire blanche une once, fondez & lavez souvent avec de l'eau de rofe, enfuite après avoir écoulés l'eau, ajoutez une demi-once de tuthie préparée, deux fcrupules de camphre, mêlez pour un onguent.

Onguent contre les Ulceres, les Hémorrhoïdes, les Ecrouelles & les Maladies de la Peau.

666. Prenez velvotte fleurie fuffifante quantité; pilez & macérez pendant 24 heures dans fuffifante quantité de vin blanc, de forte que cette plante en foit couverte; paffez en exprimant fortement; faites bouillir jufqu'à réduction du tiers, & ajoutez ce qu'il faut de faindoux pour faire un onguent.

Onguent contre la Suppreffion d Urine.

667. Prenez de l'huile exprimée de bayes de laurier une demi-once, onguent *martiatum* une once, mêlez le tout pour un onguent, dont on frottera le bas-ventre dans la suppreffion d'urine.

Onguent contre la Brûlure.

668. Prenez écorce moyenne de fureau & de tilleul, de chacune une once & demi, fuc de plantain récent 2 onces, grande joubarbe une once, huile exprimée de lin fix onces, moëlle de cerf une once, faites bouillir le tout à part, jufqu'à l'évaporation de l'humide ; après avoir paffé l'huile, mêlez exactement dans un mortier de plomb, de la cérufe une once, du fucre de faturne 2 onces, de l'huile d'œuf une demi-once, faites un onguent felon l'art.

Autre.

669. Prenez cérufe une livre, & camphre deux onces, diffous dans de l'huile de millépertuis.

Onguent contre les Tumeurs & Douleurs de la Goutte.

670. Prenez feuilles fraîches d'hyeble deux livres ; pilez & mêlez ; faites cuire jufqu'à ficcité de la plante, paffez & faites un onguent propre à réfoudre les tumeurs, & à appaifer les douleurs de la goutte.

N 4

Onguent contre la Galle.

671. Prenez onguent rofat 3 onces
& demi, mercure précipité blanc une
demi-once; mélez, un gros fuffit pour
chaque fois.

Onguent émollient.

672. Prenez racines de guimauve coupées par tranches; feuilles de mauve, de
guimauve, de violettes, de branche urfine, de chacune deux poignées; graines de lin & de fenugrec, de chacune
une once; fleurs de camomille & de
mélilot, de chacune une poignée; faites bouillir dans fuffifante quantité d'eau
commune; verfez la liqueur, pilez le
marc, & pâffez la pulpe à travers un
tamis; ajoutez fur chaque livre de cette
pulpe, 2 onces de faindoux ou d'onguent d'althea, ou une once d'huile de
lys ou de camomille; faites bouillir jufqu'à confiftence de graiffe.

*Onguent contre les Gerfures des Levres de
la Bouche.*

673. Prenez fuc de petits raifins noirs;
eau de rofes, beurre écumé, de chacun 16 onces, cire blanche odorante

4 onces, faites cuire à un feu lent dans un vafe, vous recevrez le tout avec une cuillere, tandis qu'il y aura de l'é-cume, vous vérferez le tout étant re-froidi, vous ferez de nouveau fondre à un feu lent les onguens après en avoir féparé l'ordure, & vous le verferez dans des patines ou vafes de porcelaine, que vous aurez humecté un peu auparavant d'eau de rofes, quand il fera refroidi, vous le mettrez entre des cartes dans un lieu froid.

Onguent contre la Galle de la Tête des Enfans.

674. Prenez du creffon de fontaine & de la graiffe de porc récente, de cha-cune une livre; du fuc de creffon ex-primé fix onces; faites macérer le tout pendant 3 jours, & cuire enfuite juf-qu'à confomption d'humidité; coulez avec forte expreffion, & gardez cet on-guent pour l'ufage.

Onguent fouverain pour toutes fortes de Plaies, de M. Maigeret d'Etigny, In-tendant de Pont, ou Onguent de Li-tharge d'or.

675. Prenez litharge d'or bien pilée

N 5

& tamifée, mettez-la dans une terrine
neuve verniffée, avec 28 onces d'huile
d'olive bien graffe, & 36 onces de meilleur vinaigre, on mêle bien le tout enfemble avec un fpatule de bois, en jet-
tant d'abord 2 cuillerées d'huile d'oiive,
que l'on remue jufqu'à ce qu'elle foit
bien mélée avec de la litharge d'or,
enfuite deux cuillerées de vinaigre, que
l'on remue de même en tournant jufqu'à ficcité; on continue avec d'autres
cuillerées d huile d'olive, auxquelles on
fait fuccéder du vinaigre, jufqu'à ce que
le tout foit bien mêlé; il faut 3 heures
pour le mélange.

Onguent contre la Brûlure.

676. Prenez de l'huile de lin une
demi livre, de la cire jaune deux onces, faites fondre la cire dans l'huile
à un feu modéré, ajoutez enfuite du
vinaigre de litharge 2 onces, agitez le
tout, & joignez-y un gros de camphre.

Onguent defficatif contre les Cancers & les Ulceres de la Matrice, les Ulceres in-vétérés, & contre la Galle humide.

677. Prenez huile d'olive 12 onces,
alun de roche pulvérifé 3 onces, pré-

cipité blanc, ou mercure doux 3 gros,
mêlez le tout dans une bouteille de ve-
re, en l'agitant souvent; servez-vous-en
pour l'usage, avant d'employer le baume
pour les cancers & ulceres de la matrice,
on fera des injections ordinaires à la
méthode accoutumée; ensuite on y portera un plumaceau qui soit imbibé de
ce baume; on réitérera les pansemens
matin & soir, en continuant aussi long-
temps qu'il est nécessaire, sans que cela
empêche les remedes internes. Pour les
autres ulceres, il faut d'abord les laver
avec du vin chaud, ensuite y étendre
du baume avec la barbe d'une plume,
ou avec un pinceau.

Onguent de la Comtesse, contre l'Avorte-
ment, le Relâchement de la Matrice,
du Ventre ou des Reins, les Hernies,
la Descente de l'Anus ou de la Matrice.

678. Prenez écorce de glands, de cha-
taigné, de jeune chêne, bayes de myr-
the, de noix de galles, des graines de
raisins, des calyces de glands, des for-
bes desséchées avant leur maturité, des
feuilles de plantain, de chêne, de queue
de chat, de prunier sauvage, des racines de tormentille, de chacune une once

N 6

& demi, concaſſez le tout, & faites
cuire dans de l'eau de fontaine & du
vin rouge, de chacun une livre, juſqu'à la conſomption de moitié; faites
enſuite de nouveau cuire la colature,
avec une livre & demi d'huile de myrtille, juſqu'à conſomption de l'humide
aqueux; enſuite diſſolvez-y 8 onces de
cire jaune, & après avoir retiré le tout
du feu, vous y ajouterez de l'huile de
maſtic une livre & demi, & vous répan-
drez par-deſſus de la poudre ſuivante:

Prenez écorce de chêne une once,
ſang de dragon, noix muſcade, galle,
ſuc d'hypociſte, bayes de myrtille,
graines de raiſins, ſorbes avant leur maturité, de chacune une once, trochiſques de karabé 2 onces; mêlez, faites
un onguent ſelon l'art. Cet onguent eſt
propre pour empêcher l'avortement,
pour le relâchement de la matrice, du
ventre ou des reins, pour les hernies,
la deſcente de l'anus ou de la matrice;
on l'applique ſur les lombes, le bas-ventre, les cuiſſes par le moyen d'un linge,
ou on en frotte les parties.

Onguent contre les Hémorrhoïdes.

679. Prenez linge brûlé un gros,
camphre deux ſcrupules, opium ſix

grains, onguent populeum une once
& demi, faites felon l'art.

Onguent contre les Ecrouelles.

680. Prenez deux livres de poix noire, qu'on fait fondre dans un plat neuf
de terre verniffée, on y ajoute une pinte
de bon vinaigre, on remue le tout enfemble, jufqu'à ce qu'il foit bien mêlé;
on y ajoute pour lors 3 quarterons de
farine fraîche de feigle, après l'avoir
fait bouillir un quart-d'heure, on y met
une livre de thérébentine épaiffe de Venife, & on fait cuire le tout jufqu'à confiftence d'onguent.

Remede contre les Conftipations opiniâtres.

681. Appliquez à la plante des pieds,
de la confection d'hamech mêlée avec
l'onguent d'althea.

Onguent contre la Brûlure.

682. Prenez de la mauve, de l'écorce
de tilleul & de celle de fureau, de l'huile
de lin & de la cire, mêlez le tout enfemble.

Onguent contre la Goutte.

683. Prenez demi-livre de feuilles

faiches d'hyeble, pilez-les & les faites bouillir dans une livre de beurre de Mai, jufqu'à ce que l'herbe foit feche & greffilée, paffez-les avec expreffion; vous en ferez un onguent excellent contre la goutte.

Onguent pour faire paffer le Lait aux Femmes.

684. Prenez parties égales des feuilles d'ache & de celles de menthe, ou baume; faites-les bouillir dans du faindoux, paffez les enfuite par un tamis, & faupoudrez la colature avec de la poudre de femence d'ache; appliquez ce remede chaud fur les mammelles.

Onguent contre le Charbon.

685. Prenez des fucs de grande confoude, de fcabieufe & de foucy fauvage, de chacune une once, de la vieille thériaque 4 fcrupules, du fel un gros, avec 2 jaunes d'œufs; mêlez le tout enfemble, & faites en une efpece d'onguent, que vous appliquerez fur le charbon après l'avoir fcarifié; la chair tombée, achevez la guérifon avec le même onguent ou celui d'ache.

Onguent contre les Fleurs-Blanches & les Suffocations de Matrice.

686. Pilez autant que vous voudrez, de toute bonne ou orvale, avec suffisante quantité de beurre frais, environ une demi-livre de beurre par livre d'herbe; laissez pourrir le mélange, puis le faites bouillir & le passez par un linge, graissez en le bas ventre à la malade, & faites-lui aussi user intérieurement de l'orvale en tisanne; si c'est pour des suffocations de matrice, ajoutez y de tacamahaca.

Onguent contre les Ulceres occasionnés par la Brûlure.

687. Prenez des feuilles de lierre des sommités de sauge franche, de chacune 2 poignées, de l'écorce moyenne de sureau une poignée, de la fiente de pigeon une demi-poignée, coupez le tout, & faites-le frire avec du vieux beurre, passez-le ensuite tout chaud en le pressant fortement, appliquez cet onguent froid sur l'ulcere que la brûlure a causé, & couvrez-le avec le papier brouillard ou le papier gris.

Onguent contre la Teigne.

688. Prenez de l'huile de noix une demi livre, vieux beurre 4 onces, racines de pyrethre 2 gros, poivre 3 gros, sel gemme demi-once, le tout grossiérement pilé; faites-le bouillir pendant un quart d'heure dans l'huile & le beurre fondu; passez le tout à travers un linge & dans la colature, faites dissoudre 2 onces de suie la plus pure, frottez-en la tête du malade de deux jours l'un, & couvrez-la ensuite pour faire pénétrer l'onguent par la chaleur.

Onguent contre les Ecrouelles.

689. Prenez panne de porc une livre, fondez-la sur un feu modéré, ajoutez-y ensuite parties égales de feuilles de scrophulaire, de langue de chien, d'ortie morte & de digitale hachées; laissez-les cuire doucement, jusqu'à ce que l'onguent soit d'un beau noir foncé; passez pour lors, & mêlez-y moitié pesant de cire & de résine, avec 2 onces de thérébentine, & une once de verd de gris; remuez le tout, & lui donnez la consistance d'un onguent un peu solide.

*Onguent contre la Galle, les Hémorrhoï-
des, la Goutte & les Dartres vives.*

690. Tirez dans le mois de Mai, le
fuc de toute la plante de fcrophulaire,
confervez le pendant une année dans un
vaiffeau bien bouché, & le mêlez enfuite avec parties égales d'huile & de
cire neuve; ou bien prenez en Automne
les racines de fcrophulaire, pilez-les avec
du beurre frais, & mettez-les pendant
15 jours à la cave dans un pot de grès
bien bouché; ou bien en digeftion au
bain-marie, dans une cucurbite de verre
garnie de fon chapiteau, pendant trois
jours feulement, paffez enfuite le tout
par un linge, après l'avoir fait fondre.

*Contre la Suffufion & Inflammation des
Yeux.*

691. Prenez du bois de laureole,
faites-le macérer dans de la leffive, pour
une terite que vous introduirez dans les
oreilles percées.

Onguent contre l'Ophtalmie.

692. Prenez de la tuthie préparée,
du nihilum blanc, de chacun une once,
du corail rouge préparé, de la matrice

de per'es, de chacune une demi-once, du camphre un gros, de la graiffe de porc une livre, mêlez le tout pour un onguent contre l'ophtalmie.

Onguent ophtalmique rouge.

693. Prenez précipité rouge, cinnabre naturel, alun brûlé, de chacun un demi gros, tuthie préparée, nihilum blanc, camphre, de chacun 2 gros, vitriol blanc, verd de gris, os de feche, de chacun un fcrupule, fucre candy blanc une demi-once, pulvérifez le tout & l'alliez avec de la graiffe fraîche de chien, faites felon l'art un onguent.

Opiat contre la Phtyfie.

694. Prenez de la racine de chardon à foulon une once; pilez-la après l'avoir lavée, & l'incorporez enfuite avec une fuffifante quantité de miel blanc, pour former un opiat à prendre 2 fois le jour, à la dofe d'un gros & demi dans du pain à chanter. Il faut boire par deffus un verre de tifanne pectorale.

Opiat contre les Glaires & Aigreurs de l'Eftomach.

695. Prenez des extraits de fumeterre,

de gentiane , de petite centaurée , de chacun 2 onces, poudre de cachou une demi-once , poudre de macis, fleurs de benjoin , de chacune 24 grains , faites du tout un opiat avec le syrop de kermès ; la dose est d'un gros à prendre tous les matins , & par-dessus une tasse de thé.

Opiat contre les Pertes.

696. Prenez du bol d'arménie , du sang de dragon , de la terre sigillée, du succin blanc préparé , de la terre de cachou , de l'alun de roche , de chacun un gros, du syrop de karabé suffisante quantité pour un opiat, dont la malade prendra un gros soir & matin.

Opiat contre l'Apoplexie , la Paralysie , & autres Affections de Nerfs.

697. Prenez de la semence de moutarde deux onces ; de celle de cresson alenois, de roquette, de chacune 2 gros; des feuilles seches d'origan , de menthe, de chacune 6 gros; pulvérisez le tout, & incorporez-le avec une suffisante quantité de syrop de pivoine simple : la dose est d'un gros le matin à jeun, & autant le soir en se couchant.

Opiat contre le Cancer.

698. Prenez du quinquina en poudre, de la raciure de corne-de-cerf, & du corail rouge auſſi pulvériſés, de chacune demi once, du plomb brûlé, & des yeux d'écreviſſe, de chacun 2 gros; avec le ſyrop de nénuphar, faites un opiat; la doſe eſt d'un gros tous les matins & ſoirs.

Opiat contre les Obſtructions & Menaces d'Hydropiſie.

699. Prenez extrait de petite centaurée, de chardon bénit, de chacun un gros, extrait d'aloës un gros & demi, myrrhe un ſcrupule, limaille de fer porphyriſé 2 gros, rhubarbe un gros & demi, ſel de tartre un ſcrupule, calamus aromatique pulvériſé 2 ſcrupules; mêlez, faites un opiat avec une ſuffiſante quantité de ſyrop des 5 racines apéritives, dont le malade prendra un gros tous les matins.

Opiat purgatif dans la Cachexie.

700. Prenez racines de pied-de-veau lavées & ratiſſées 3 onces; pilez-les dans un mortier de marbre, & paſſez la pulpe

à travers un tamis ; ajoutez menthe en poudre 3 gros, feuilles d'abfynthe un gros & demi, faites un opiat qui purge très-bien dans la cachexie, depuis une demi-once jufqu'à une once.

Opiat contre la Cardialgie.

701. Prenez racines d'ariftoloche ronde en poudre un gros, mêlez-les avec un œuf frais, pour prendre le matin.

Opiat contre les Fleurs-Blanches.

702. Prenez de l'écorce d'orange & de citron confit, de chacune 2 onces, cloux de girofle, canelle pulvérifée, de chacune deux gros, noix mufcade, & confection d'hyacinthe, de chacune un gros, thériaque 3 onces, yeux d'écrevifse 2 gros, rhubarbe pulvérifée 3 gros ; mêlez le tout avec une fuffifante quantité de fyrop de coings, pour faire un opiat à prendre tous les matins à la dofe d'un gros, après avoir préalablement purgé le malade.

Opiat anti-Scorbutique.

703. Prenez feuilles d'alleluia une poignée ; crefson d'eau & herbe aux ceuillers, de chacune deux poignées ; citrons

frais coupés menus avec l'écorce n°. 11, pilez dans un mortier de marbre avec un peu de sucre, pour un opiat anti-scorbutique.

Opiat contre le Catharre.

704. Prenez deux onces de conferve de rofes de provins, deux gros de bol d'arménie, autant de corail préparé, 3 gros de fang de dragon, un gros de maftic, pulvérifez le tout enfemble, & battez-le dans un mortier avec autant de fyrop violat, qu'il en faudra pour faire ledit opiat; la prife eft de la groffeur d'une mufcade foir & matin.

Opiat contre la Cardialgie.

705. Prenez de la conferve de kinorrhodon & d'abfynthe, de chacune une once, de la noix mufcade & de l'écorce de citron confit, de chacune deux gros, des yeux d'écreviffe, du corail rouge, & de la matrice de perles, de chacun un gros, du fafran oriental 10 grains, avec une fuffifante quantité de fyrop de coings pour un opiat, dont on prendra un gros tous les jours matin & foir.

Opiat contre le Vomissement & le Crache-
ment de Sang.

706. Prenez racines de grande consoude fraîches & ratissées six onces ; pilez les dans un mortier de marbre avec
un peu de sucre fin, ajoutez y ensuite
une suffisante quantité de suc de feuilles
de plantain, pour former un opiat dont
la dose sera d'un gros & demi à deux
gros trois fois le jour, à prendre dans
du pain à chanter, en avalant par-dessus
un verre de décoction pectorale.

Opiat contre le Chlorosis ou Pâles - Cou-
leurs.

707. Prenez demi once de safran de
Mars apéritif, séné mondé deux gros,
rhubarbe un gros, jalap & sel d'absynthe, de chacun deux scrupules, avec
une suffisante quantité de syrop composé, faites un opiat à prendre tous les
matins, à la dose d'un gros pendant 9
jours.

Opiat laxatif.

708. Prenez pulpe de casse récente
& manne de Calabre, de chacune 2
onces, syrop de roses rouges dix gros,

huile récente d'amandes douces 2 onces;
mêlez, faites un opiat laxatif.

*Opiat contre les Glaires des Reins & de
la Veffie, contre l'Afthme humide &
les Relâchemens d'Eftomach.*

709. Prenez de la poudre de racines
feches de bourrache une demi-once;
du miel de Narbonne fix gros; ajoutez-y ce qu'il faut de fyrop de guimauve, pour former un opiat à prendre
tous les matins à jeun, à la dofe de 2
gros, enveloppé dans du pain à chanter, pour les douleurs des reins & de
la veffie, l'afthme humide, & pour les
relâchemens de l'eftomach.

Opiat contre la Dyffenterie.

710. Prenez conferve de chinorrho-
don & de grande confoude, de chacune une once, diafcordium, corail
rouge & terre figillée préparée, de chacun 3 gros; avec une fuffifante quantité de fyrop de rofes feches, faites un
opiat dont le malade prendra tous les
matins 2 gros.

Opiat contre l'Hydropifie.

711. Prenez de la magnéfie blanche,
de

de la gomme ammoniac pulvérifée, du
favon d'alicant blanc, des cloportes préparées, de la terre foliée de tartre, de
chacun deux gros, faites du tout une
poudre que vous mêlerez bien; vous y
ajouterez enfuite deux gros & demi de
maffe de pilules balfamiques d'Hoffman, de l'extrait d'enula campana 2
gros, avec une fuffifante quantité de
fyrop de nerprun; faites un opiat dont
la dofe eft de deux fcrupules, à prendre 2 fois par jour.

Opiat anti-Scorbutique.

712. Prenez des feuilles de creffon
de fontaine 2 poignées; de celles de
cochlearia & de beccabunga, de chacune une poignée; pilez le tout fortement dans un mortier de marbre, &
ajoutez-y enfuite des femences de creffon & de moutarde pulvérifées, de chacune deux gros; la dofe en eft depuis
4 gros jufqu'à 6, à prendre dans du
pain à chanter.

Opiat contre l'Epilepfie.

713. Prenez racines de pivoine mâle
une once; raclures d'ivoire deux gros,
extrait de pivoine une once, avec une

O

suffisante quantité de syrop de kermès ; faites un opiat anti épileptique , dont la dose est depuis un demi-gros jusqu'à deux.

Opiat contre les Ecroüelles.

714. Prenez extrait de gayac , trochisques alhandal, aloës , benjoin , myrrhe , rhubarbe , racines de jalap , turbith gommieux , bénoîte , calamus aromatique , polypode , écorce d'orange , de citron , magnésie blanche , éthiops antimonial , limaille de fer , de chacun parties égales ; faites avec une suffisante quantité de syrop de fleurs de genest un opiat , dont la dose sera d'un gros , à prendre de deux jours l'un.

Opiat contre l'Asthme humide & la Toux invétérée.

515. Prenez du suc épaissi de la racine de queue de pourceau deux gros ; du miel blanc une once & demi ; ajoutez-y un peu de syrop de tussilage, pour former un opiat à prendre dans du pain à chanter, à la dose d'un gros & demi matin & soir, dans l'asthme humide & la toux invétérée.

Opiat contre les Fievres malignes.

716. Prenez des racines d'angélique & d'imparatoire en poudre, de chacune 2 gros, de la poudre contre-vers & de coralline, de chacune un gros, du quinquina six gros ; avec le syrop de fleurs de pêcher, faites un opiat à prendre à la dose d'un gros ou de deux, de 4 heures en 4 heures.

Opiat contre les Fievres intermittentes.

717. Prenez du soufre vif une once, sel ammoniac 2 onces, écorce du Pérou choisie six gros ; mêlez selon l'art, avec une suffisante quantité de syrop de nénuphar, dont la dose est depuis un demi-gros jusqu'à un gros, à prendre tous les quarts-d'heure.

Opiat contre l'Hypocondriacie.

718. Prenez extrait d'aloës, de rhubarbe & sel végétal, de chacun un gros, résine de jalap 30 grains, mercure doux, diaphorétique minéral, sel de tartre, sel de tamarisc, safran de mars apéritif, sagapenum, gomme ammoniac, de chacun 2 scrupules ; avec le syrop de roses

folutif, faites un opiat; la dofe eft d'un gros tous les matins.

Opiat contre la Phthyfie.

719. Prenez de l'extrait de lierre ter-reftre une demi-once, de la maffe des pilules de morton deux gros, des fleurs de foufre, du blanc de baleine, de cha-cun un gros & demi, du mercure doux fublimé fix fois, des yeux d'écreviffe, de chacun un gros, du baume de fou-fre & de la thérébentine fuffifante quan-tité; faites un opiat fuivant l'art, dont la dofe eft depuis un demi-fcrupule juf-qu'à un demi-gros.

Opiat contre l'Inappétence.

720. Prenez des conferves d'abfynthe & de kinorrhodon, de chacune une once, écorce de citron confite, noix mufca-des, de chacune demi-once, confection d'alkermès deux gros, corail rouge & nacres de perles préparés, de chacun un gros, fafran 10 grains; avec le fyrop de coings, faites un opiat dont la dofe eft de la groffeur d'une noix mufcade matin & foir.

Opiat apéritif contre l'Hydropifie.

721. Prenez antimoine crud préparé, fafran de mars apéritif, de chacun deux gros, diagrede une once; mêlez exactement, faites une poudre à laquelle vous ajouterez une fuffifante quantité de fyrop des 5 racines apéritives pour faire un opiat, dont la dofe eft depuis deux fcrupules jufqu'à un gros.

Opiat contre la Lienterie.

722. Prenez extrait de mars aftringent & conferve de kinorrhodon, de chacun demi-once, extrait d'abfynthe & de petite centaurée, de chacune 2 gros; avec le fyrop de rofes feches, faites un opiat dont le malade prendra un gros & demi matin & foir.

Opiat aftringent dans la Gonorrhée.

723. Prenez thérébentine de Chio une demi-once, fuccin blanc pulvérifé, fang de dragon, de chacun un gros & demi, terre de catheau, fafran de mars aftringent, de chacun 2 gros, baume de Canada fuffifante quantité pour un opiat dont la dofe eft d'un gros.

Opiat contre la Palpitation du Cœur.

724. Prenez safran de Mars apéritif une demi once , extrait de fumeterre, de chicorée, de rhubarbe, d'aloës, & sel végétal, de chacun 2 gros , résine de jalap un demi-gros, crême de tartre, sagapenum , gomme ammoniac & sel de tamarisc, de chacun deux scrupules , mercure doux , diaphorétique minéral & sel de tartre de Mars soluble, de chacun un scrupule ; avec le syrop d'absynthe , faites un opiat dont la dose sera depuis un demi-gros jusqu'à un gros & demi.

Opiat contre la Suppression Menstruelle.

725. Prenez myrrhe pulvérisée, gomme ammoniac, terre foliée de tartre, de chacune un gros & demi , magnésie blanche , fleurs de dictamne de crête deux gros, safran oriental, cinabre natif, de chacun un gros, savon d'alicant blanc , masse de pilules balsamiques d'Hoffman, de chacun 2 gros & demi; mêlez exactement dans un mortier de marbre, en ajoutant une suffisante quantité de syrop de fleurs d'orange pour

un opiat dont la dose est d'un gros à prendre 2 fois le jour.

Autre.

726. Prenez limaille de fer deux onces, rhue & anis en poudre, de chacune une demi-once, miel ce qu'il en faut pour former un opiat dont la dose est d'un gros.

Opiat contre la Phthysie de Marquet.

727. Prenez sang de bouquetin, sperme de baleine, baume de Levcatel, machoires de brochet, de chacune 3 gros, cloportes en poudre, antimoine diaphorétique, de chacun un gros; avec une suffisante quantité de syrop de pavot blanc, faites un opiat dont on prendra tous les matins un gros, & par-dessus un gobelet de décoction de feuilles de scabieuse.

Opiat anti-Asthmatique.

728. Prenez sel de lait, poudre diatragenthe, de chacune demi-once, fleurs de soufre de la fontaine d'Aix-la-Chapelle deux gros, masse de pilules de morton un gros & demi, masse de pilules de styrax deux scrupules, de la conserve

de lierre terreftre une once, avec une fuffifante quantité de fyrop magiftral de Tolu, faites un opiat.

Autre.

729. Prenez deux onces de manne en forte, une once de fleurs de foufre, un gros d'hypecacuana en poudre; mêlez le tout enfemble avec une fuffifante quantité de miel de Narbonne; la dofe eft d'un gros tous les matins.

Opiat contre la Vérole.

730. Prenez du gayac, de la falfepareille, de la fquine, de chacune demionce, féné-mondé & rhubarbe, de chacune deux gros, jalap & mercure doux, de chacun un gros & demi, éthiops minéral deux gros, fcammonée un fcrupule; avec le fyrop de rofes folutif, faites un opiat dont le malade prendra 2 gros de deux jours l'un.

Opiat Céphalique dans les Vertiges, l'Epilepfie, & pour prévenir l'Apoplexie des perfonnes qui en ont des attaques, & font menacées d'y retomber.

731. Prenez de la poudre de femence de cumin une livre, du fuc de pariétaire

dépuré & épaissi en consistance d'extrait
une demi-livre, de la poudre de feuilles & de fleurs seches de marjolaine six
onces, du miel de Narbonne, ou du
miel blanc du meilleur, ce qu'il en faut
pour faire l'opiat; la dose est d'un gros
pour les adultes, & pour les enfans à
proportion; ajoutez-y pour l'épilepsie,
la fiente de paon, avec la poudre de la
racine de pivoine mâle, ou à son défaut, de la femelle.

Opiat contre les Foiblesses d'Estomach.

732. Prenez 2 onces de semences
de coriandre préparée, semences d'anis
& de fenouil, de chacune 2 gros, canelle un gros; avec une suffisante quantité de syrop d'absynthe, faites un opiat
à prendre contre les foiblesses d'estomach; la dose est depuis un gros jusqu'à deux.

Opiat échauffant.

733. Prenez des racines d'orchis une
once, des semences de raquette deux
gros, de la canelle & des écorces d'o-
range, de chacune un gros, dix grains
d'ambre gris, une once de conserves
de roses; avec une suffisante quantité de

O 5

fyrop violat, faites un opiat dont on prendra un gros avant de fe coucher.

Opiat rafraîchiffant contre l'effervefcence du Sang.

734. Prenez deux onces de conferve de kinorrhodon, fel de prunelles une demi-once ; avec fuffifante quantité de fyrop de nénuphar, faites un opiat rafraîchiffant, à en prendre chaque jour 2 gros, dans la grande effervefcence du fang.

Opiat pour l'Afthme.

735. Prenez blanc de baleine, fleurs de foufre & iris de Florence, de chacun parties égales ; incorporez le tout avec fuffifante quantité de miel de Narbonne ; la dofe eft d'un gros à prendre matin & foir.

Petit Lait aluminé contre les Diabetes.

736. Prenez lait un peu cuit 4 livres, alun 3 gros, pour en faire un petit-lait, ajoutez 4 onces de fucre ; vous prefcrirez trois fois au moins par jour, une livre de cette boiffon dans les diabetes.

Petit-Lait hépatique.

737. Prenez feuilles de fumeterre, de chicorée, d'endive, de chacune 3 poignées, hépatique 2 poignées, aigremoine, oſeille, ſcolopendre, bourrache, bugloſſe, de chacune une poignée, ſemences de carui un gros ; après les avoir contuſés, ajoutez-y 3 livres de petit-lait, 3 onces de ſucre blanc, clarifiez ſelon l'art ; la doſe eſt d'une livre à prendre 2 fois par jour.

Petit-Lait anti-Scorbutique.

738. Prenez feuilles de chicorée, d'oſeille, de chacune 12 poignées, du ſapin ſix poignées, du cochlearia, du creſſon aquatique, de chacun 4 onces, de la ſemence de coriandre une once ; après les avoir contuſés, ajoutez-y 4 onces de ſuc d'oranges, 4 livres de petit-lait, deux onces de ſucre blanc, clarifiez ſelon l'art ; la doſe eſt d'une livre à prendre 2 fois par jour.

Autre.

739. Prenez ſuc récent de trefle aquatique, de cochlearia, de beccabunga,

O 6

de creffon, de raifort fauvage; mêlez avec du petit-lait, ou du lait de chevre.

Pierre divine ou ophtalmique.

740. Prenez vitriol de cyprès, nitre très-purifié, alun crud, de chacun 3 onces; après avoir broyé & pulvérifé le tout, faites-le fondre dans un vafe de verre au bain de fable; ajoutez en-fuite un gros & demi de camphre; après le mélange, vous ferez une maffe dont vous vous fervirez dans les collyres con-tre les maladies des yeux.

Pierre de Contrayerva, contre la Pefte, la Petite-Vérole & les Fievres malignes.

741. Prenez du magiftere de corail & de corne-de-cerf, du fuccin, des per-les, des yeux d'écreviffe, de chacun deux gros, de la racine de contrayerva une demi-once, des cafques noirs d'écre-viffe deux onces; après avoir tout pré-paré & mêlé, ajoutez de la gêlée de viperes fuffifante quantité, afin d'en faire des petites boules, que vous couvrirez de feuilles d'or, & que vous ferez fé-cher felon l'art; la dofe eft depuis un demi-fcrupule jufqu'à un demi-gros dans

la pefte, les petites-véroles & la fievre maligne.

Pierre de Goa, contre les Spafmes & les Crifpations.

742. Prenez hyacinthe, topaze, faphir, rubis, perles, de chacun une once, éméraude une demi-once, béfoard oriental, corail rouge, de chacun deux gros, mufc, ambre gris, de chacun demi-once, feuilles d'or quarante, faites une poudre fubtile ; après que vous l'aurez mis en pâte avec de l'eau de rofe, vous en formerez des petites boules oblongues, à peu-près femblables à des petits œufs, enfuite vous les ferez fécher dans un endroit fec, & vous les polirez ; la dofe eft depuis un fcrupule jufqu'à un demi-gros ; elle a la même vertu que la pierre de contrayerva ; elle eft aufli un fpécifique contre les fpafmes & les crifpations.

Pilules contre la Jauniffe & la Goutte fciatique.

743. Prenez de la thérébentine de Venife, & des feuilles d'yvette mifes en poudre, de chacune une once, faites-les cuire pour des pilules à prendre

dans la jauniffe & la goutte fciatique;
la dofe eft d'un gros & demi.

Pilules contre l'Epilepfie.

744. Prenez du cinabre artificiel, gui
de chêne, racines de pivoine mâle, de
chacune 2 gros, caftoreum un demi-
gros, affa fœtida un fcrupule ; avec le
fyrop de pivoine, faites des pilules dont
la dofe eft d'un gros matin & foir.

Pilules purgatives dans les Pâles-Couleurs.

745. Prenez extrait d'aloës 12 grains,
turbith 20 grains, mercure doux 10
grains, mêlez pour faire des pilules pour
une dofe.

Pilules contre le Cancer.

746. Prenez extrait de grande cigue
aquatique une once ; faites-en des pilules de deux grains, en y ajoutant ce
qu'il faut d'herbe de cigue en poudre,
l'on commence par une pilule foir &
matin, & l'on augmente peu-à-peu; il
y a des malades qui font parvenus jufqu'à 12 par jour. Au refte, ce remede
eft dangereux ; il demande des mains
habiles pour l'adminiftrer.

Pilules contre les Fievres intermittentes.

747. Prenez racines de gentiane, & quinquina en poudre, de chacune demi-once, sel d'abfynthe & de petite centaurée, de chacun un gros; avec extrait d'abfynthe, formez des pilules dont la dofe fera d'un gros de 4 heures en 4 heures.

Pilules balfamiques.

748. Prenez du baume de Canada 15 gouttes, de la gomme adragant & du beurre de Cacao, de chacun 8 gouttes; faites une pilule pour une dofe.

Pilules contre la Gonorrhée.

749. Prenez une once de thérébentine lavée dans l'eau de rofes, & cuite jufqu'à confiftance, une noix mufcade, une demi-once de glands de chêne, faites des pilules pour arrêter la chaudepiffe; on divife le tout en 4 prifes à prendre le matin pendant 4 jours de fuite.

Pilules contre les obftruétions du Méfentere & la fuppreffion Menftruelle.

750. Prenez de l'aloës un gros, de

la bulbe d'arum récente deux gros, de l'huile diſtillée de genievre 10 gouttes, du ſavon de Veniſe 3 gros, de la thérébentine 25 grains, des trochiſques de myrrhe deux gros, mêlez pour faire des pilules de 3 grains ; la doſe eſt de 3 pilules chaque 3 heures.

Pilules contre la Gonorrhée.

751. Prenez une once de mercure crud purifié & éteint avec la thérébentine, rhubarbe choiſie deux gros, karabé un gros ; avec le ſyrop de roſes ſolutif, faites une maſſe de pilules, dont la doſe ſera d'un demi-gros pour chaque priſe.

Autre contre la même maladie.

752. Prenez du baume du Pérou un demi-gros, du cachou pur un gros & demi, pareille quantité de maſtic & de ſarcocolle, rhubarbe un demi-gros, ſuccin préparé un gros, thérébentine 6 grains ; mêlez, faites ſelon l'art une maſſe de pilules, dont chacune de 3 grains.

Autres.

353. Prenez bol d'arménie, corail rouge ; gomme de lentiſque, de chacun

un gros & demi, os de seche deux gros, safran de mars astringent 2 gros, thérébentine de Chio une demi-once, syrop de nénuphar suffisante quantité; faites une masse selon l'art, dont la dose est d'un demi-gros à prendre 2 fois par jour.

Autres Pilules astringentes.

754. Prenez lézards verds deux gros, thérébentine de Chio une once & demi, suc épaissi de réglisse 3 gros, extrait de gentiane un gros, magistere d'alun un scrupule, corne-de-cerf brûlée 2 gros, corail rouge un gros & demi; faites une masse selon l'art, dont la dose est depuis un scrupule jusqu'à deux.

Autres Pilules contre la Gonorrhée.

755. Prenez gomme tragacanthe, essence de millepertuis, de chacune 2 gros, succin brûlé composé, trochisques de karabé, de chacun 4 scrupules, baume de Pérou 3 gros, mercure doux un gros, syrop de nénuphar une suffisante quantité; faites une masse pour dix doses, dont chacune est de six pilules le matin, & 4 le soir.

Pilules contre l'Hypocondriacie.

756. Prenez de l'*hyera picra* & de la rhubarbe en poudre, de chacune demi-gros, de la canelle & du maſtic, de chacun 6 grains, ſel de tartre & diagrede, de chacun 4 grains; faites avec le ſyrop de roſes ſolutif 4 ou 5 pilules à prendre le matin, & enſuite un bouillon par-deſſus.

Pilules vermifuges pour les Enfans.

757. Prenez aloës, extrait de rhubarbe, myrrhe, mercure doux, de chacun un gros, *aſſa fœtida* 30 grains, huile de tanaiſie 12 gouttes; faites une maſſe ſelon l'art, chaque pilule ſera d'un grain, dont la doſe eſt depuis 12 juſqu'à 25, à prendre avec la nouvelle & la pleine lune.

Pilules Contre-Vers contre les Adultes.

758. Prenez mercure crud & éteint avec la thérébentine une once, aloës hépatique une demi-once, ſéné-mondé pulvériſé, rhubarbe, de chacun un gros; faites une poudre que vous mêlerez exactement, ajoutez ſyrop de chicorée 10 grains pour chaque pilule : la doſe eſt

de 3 pilules pour les adultes, & d'une ou de deux pilules pour les enfans.

Pilules contre les Vers & la Teigne.

789. Prenez de l'aloës un demi-gros, *aſſa fœtida* un gros, camphre 5 grains, caſtoreum 6 grains, myrrhe un gros, ſuccin préparé autant, vitriol martial un gros & demi, thérébentine ſix grains ; mêlez, faites des 3 pilules de 3 grains chacune ; la doſe eſt de 3 pilules 3 fois par jour.

Pilules angéliques.

760. Prenez ſéné-mondé ſix onces, rhubarbe, myrrhe, agaric, de chacune 3 gros, benjoin un gros & demi, ſafran 2 gros, fleurs de violettes, de bourrache, de chacune une poignée, ſucs dépurés de chicorée une livre & demi, ſucs de fumeterre & de bourrache, de chacun 2 livres & demi, macérez le tout au bain-marie pendant 48 heures, faites l'expreſſion, ajoutez 12 onces d'aloës, exhalez le tout en conſiſtance de pilules, en ajoutant 2 ſcrupules de baume du Pérou, 20 grains d'huile de muſcade, 2 gros de ſel d'abſynthe : la doſe eſt d'un demi-gros.

Pilules contre l'Inappétence.

761. Prenez de l'aloës fuccotrin demi-once, trochifques d'agaric & de rhu-barbe, de chacun 2 gros, fel de tartre un demi-gros; avec le fyrop d'abfyn-the, faites des pilules, la dofe eft de-puis un demi-gros jufqu'à un gros, à prendre le matin.

Pilules contre la difficulté d'Uriner.

762. Prenez un demi-gros de théré-bentine cuite jufqu'à ficcité, 12 grains de cloportes féchés & pulvérifés, pour une prife à prendre contre la difficulté d'uriner.

Pilules contre l'Afthme & l'Epilepfie.

763. Prenez des feuilles d'hyffope & de marrube blanc, de chacune demi-pincée, racines de pivoiné mâle 2 gros, caftoreum un demi-gros, affa fœtida 20 grains; avec une fuffifante quantité de fuc d'hyffope, faites des pilules dont la dofe eft d'un gros, qu'il faut prendre matin & foir dans l'afthme & l'épilepfie.

Pilules contre l'Inappétence.

764. Prenez 15 bayes de genievre,

aloës un demi-gros ; avec une fuffifante quantité de pulpe de caffe récente, faites des pilules pour une dofe à prendre contre la perte d'appétit.

Pilules antifpafmodiques dans le Vomiffement & les Vents.

766. Prenez du fafran de mars apéritif, de la poudre du marquis, de chacun 3 grains, du cinabre natif 2 grains, du tartre vitriolé 3 grains, de la maffe de pilules de fthal 2 grains; mêlez, faites 2 pilules pour une dofe.

Pilules anti-hyftériques de Sydenham.

766. Prenez caftoreum un gros, fuc de fuccin volatil un demi-gros ; avec une fuffifante quantité d'extrait de rhue pour 24 pilules, dont la dofe eft de 3 pilules matin & foir.

Autres Pilules pour les maladies Hyftériques.

767. Prenez caftoreum, quinquina, fafran de mars apéritif, de chacun 3 grains, cinabre natif 2 grains, de la maffe des pilules de cynogloffe 2 grains, du baume du Pérou quantité fuffifante pour 4 pilules à prendre dans une dofe.

Autres.

768. Prenez écorce du Pérou pulvérisé, du safran de mars apéritif, du castoreum, de la poudre de guttete, de chacune 3 gros, du cinabre natif un gros, de la masse de pilules de cinogloffe 2 scrupules, du baume du Pérou quantité suffisante; faites une masse de pilules de deux grains; la dose est de 5 pilules.

Pilules anti-Asthmatiques.

769. Prenez gomme ammoniac 2 gros, baume du Pérou un gros, safran un demi-gros, trochisques de myrrhe deux gros; mêlez, faites des pilules de 4 grains; on en prendra 3 fois par jour à jeun; on boira par-dessus 2 onces de la mixture suivante : prenez eau de fenouil 2 onces, oxymel scillitique un gros, syrop des 5 racines apéritives 2 onces.

Pilules de Tartre de Schroder.

770. Prenez aloës succotrin, dissous dans du suc de fraises une once, gomme ammoniac en grains 3 gros, vitriol de mars, extrait de safran, de chacun un

gros, terre foliée de tartre 2 gros, extrait de gentiane un gros, teinture de
tartre fuffifante quantité; la dofe eft depuis 20 grains jufqu'à un demi-gros.

Pilules mercurielles.

771. Prenez rhubarbe choifie, trochifques alhandal, de chacun un gros,
agaric, fcammonée, de chacun un gros
& demi, aloës autant, mercure éteint
avec la rhubarbe une demi-once; avec
une fuffifante quantité de fyrop de fleurs
de pêchers, faites une maffe de pilules
dont la dofe eft depuis un fcrupule jufqu'à un gros & demi.

Pilules de Belofte.

772. Prenez aloës fuccotrin, turbith
minéral, diagrede, de chacun un gros,
mercure crud une once, fyrop de fumeterre fuffifante quantité; faites une
maffe, dont la dofe eft d'un gros.

Les mêmes fuivant M. Malouin.

773. Prenez une once de bonne
fcammonée choifie, 2 onces de fucre,
qu'on broie enfemble dans un mortier
de marbre ou de fer, en y laiffant tomber goutte à goutte du vin pour dif-

foudre l'un & l'autre, ce qui demande beaucoup de temps pour en faire une efpece de favon, dans lequel on éteint une once de mercure purifié, qu'on y laiffe tomber globule par globule, enfin on y mêle une once de jalap en poudre, y ajoutant du vin pour faire la maffe; chaque once de ces pilules doit contenir 28 prifes en 6 pilules, de forte que chaque pilule eft de 4 grains, & chaque prife de fix pilules, qui contiennent 7 grains de mercure.

Pilules de Sthal.

774. Prenez extrait d'aloës une demi-once, fuccin jaune pulvérifé 2 gros, caftoreum un gros & demi, laudanum folide 30 grains, huile de tartre par défaillance 2 gros; faites une maffe pour 24 dofes, dont chaque dofe contiendra 4 pilules; on peut y ajouter encore un demi-gros d'extrait de fafran oriental.

Pilules de Becler.

775. Prenez extrait d'aloës gommeux un demi-gros, extrait de myrrhe, gomme de genievre, gomme de lierre, de chacun un fcrupule, extrait de vraie rhubarbe 24 grains, extrait vineux d'abfynthe,

synthe, extrait vineux de chardon-bénit, extrait aqueux de cochlearia, de
chacun 16 grains, extrait vineux de
fumeterre, extrait aqueux d'hellebore
noir, de chacun 8 grains, du tartre fo-
luble un fcrupule ; mêlez, faites des
pilules d'un grain : la dofe des pilules
eft depuis 10 jufqu'à 15.

Pilules contre les Obftructions.

776. Prenez une maffe de pilules purgatives d'Hoffmann fix gros, du borax
pulvérifé fubtilement, du favon de ftar-
kay, de chacun un demi-gros ; faites
une maffe de pilules de fix grains chacune, dont la dofe eft de deux ; ou
prenez du fucre de Venife 3 gros, du
borax 15 grains, de la gomme ammoniac, de l'opoponax, de chacun un gros,
de la thérébentine fuffifante quantité ;
faites des pilules de 3 grains chacune.

Pilules diurétiques.

777. Prenez poudre d'écailles calcinées 2 gros, coquilles d'œufs calcinées
un gros, femences de violettes, de
nénuphar, de *milium folis*, de pavot
blanc pulvérifé, de chacun un demi-
gros, baume de la Mecque quantité

P

suffisante ; faites une masse de pilules, dont chacune de dix grains, à en prendre 2 fois le jour.

Pilules contre la Rage, de Nugent.

778. Prenez musc 10 grains ; cinabre factice & cinabre d'antimoine, de chacun un demi-scrupule, opium, camphre, de chacun 2 grains, pour une masse de pilules.

Pilules céphaliques.

779. Prenez extrait panchymagogue de Crollius, masse des pilules alphangines, de succin de craton, résine de jalap, scammonée, de chacun deux gros, cinabre natif un demi-gros, antimoine crud 2 gros, huile de romarin, de lavande, de succin, de chacun 4 gouttes, huile de canelle, de cloux de gerofle, de chacune 2 grains ; mêlez selon l'art, faites une masse dont la dose est d'un scrupule ; ou prenez gomme ammoniac dépurée, sagapenum, myrrhe, aloës rosat, extrait d'hellebore noir, résine de jalap, mercure doux, cinabre natif, de chacun un demi-gros, poudre de castoreum, sel de succin, de chacun 15 grains ; mêlez, faites des pilules d'un

fcrupule ; on en fait 12 ; dont 6 le foir,
& 6 le lendemain matin.

Pilules balfamiques & purgatives d'Hoffmann.

780. Prenez extrait d'aloës rofat,
extrait vineux de chardon-bénit & d'abfynthe, de chacun un demi-gros, extrait
fpiritueux de rhubarbe, laudanum, bois
d'aloës, réfine, benjoin pulvérifé, myrrhe choifie, extrait vineux d'écorce de
cafcarille, baume du Pérou, nitre purifié, de chacun un demi-gros ; mêlez,
faites une maffe de pilules d'un grain
chacune, la dofe eft de 20.

Prenez maffe de pilules d'Hoffman
3 gros, favon tartarifé 2 gros, fafran
de mars apéritif, extrait de propriété,
de chacun un gros ; faites une maffe,
dont chaque pilule fera de 5 grains.

Pilules anti-Afimatiques pour la Pituite.

781. Prenez gomme ammoniac, baume du Pérou, fafran oriental, opoponax, de chacun un demi-gros ; faites des
pilules de 3 grains chacune.

Pilules de Morton.

782. Prenez cloportes préparées 3

gros, gomme ammoniac dépurée un gros & demi, fleurs de benjoin 2 scrupules, extrait de safran, baume du Pérou, de chacun un demi-scrupule, baume de soufre suffisante quantité ; faites des pilules de 5 grains, que vous couvrirez d'une feuille d'or.

Pilules savoneuses diurétiques.

783. Prenez cloportes préparées deux gros, savon de Venise une demi-once, gomme ammoniac 2 gros, baume de soufre, thérébentine quantité suffisante ; faites de chaque gros dix pilules ; la dose est de six pilules à prendre deux fois par jour.

Pilules fondantes.

784. Prenez cascarille préparée, cloportes aussi préparées, éthiops minéral, gomme ammoniac, de chacun 3 gros, yeux d'écrevisse, antimoine diaphorétique, de chacun un gros & demi, avec une suffisante quantité de baume de copahu, faites une masse de pilules ; chaque pilule est de six grains, la dose est de deux pilules à prendre deux fois par jour.

Pilules contre l'Hydropisie de Bontius.

785. Prenez aloës deux gros & demi, gomme gutte pulvérisée & dissoute dans du vin de Malvoisie un gros & demi, diagrede préparé de même un gros, gomme ammoniac un gros & demi, tartre vitriolé pareille quantité avec le syrop de roses solutif; faites une masse; chaque pilule sera d'un grain; on en peut prendre depuis 10 jusqu'à 20.

Pilules contre les Obstructions lymphatiques.

786. Prenez savon de Venise 3 gros, extrait d'aloës 2 gros, gomme ammoniac, opoponax, de chacun un gros, baume du Pérou 12 gouttes, teinture de castoreum un demi-gros, suc de réglisse épaissi un gros & demi, borax, nitre purifié, de chacun un gros, thérébentine suffisante quantité; faites des pilules de 5 grains; la dose est d'un scrupule.

Pilules contre les Fleurs-Blanches.

787. Prenez du succin 15 grains, corail rouge 8 grains, camphre un gros, baume de copahu suffisante quantité.

Pilules contre l'Hémophtyſie , la Dyſſenterie.

788. Prenez ſuccin 10 grains, maſtic 4 grains, pareille quantité de terre de cathecu.

Pilules contre la Toux.

789. Prenez ſuccin préparé 8 grains, blanc de baleine 12 grains, ſafran oriental 4 grains, ſyrop d'althæa ſuffiſante quantité ; faites deux pilules.

Pilules contre les Fleurs-Blanches.

790. Prenez ſafran de mars aſtringent 3 gros, ſuccin, maſtic, de chacun un gros & demi, corail rouge préparé, pierre hématite, ſang de dragon, de chacun un gros, racines de tormentille 2 gros ; mêlez avec ſuffiſante quantité de baume de copahu ; faites une maſſe de pilules.

Pilules contre les Pertes & les Hémorrhoïdes.

791. Prenez ſuccin préparé 9 grains, ſang de dragon 8 grains, pierre hématite 6 grains, alun un grain, ſyrop de grenat ſuffiſante quantité.

Pilules contre la Gonorrhée.

792. Prenez baume de copahu, de tolu, fuccin, maftic, oliban, terre du Japon, terre figillée, antimoine diaphorétique, corail rouge, de chacun un gros, huile de faffafras 10 gouttes; faites des pilules fuivant l'art.

Pilules de Styrax.

793. Prenez ftyrax calamite une demi-once, fuc de réglifle préparé 3 gros, oliban, benjoin, maftic, extrait d'opium, de chacun 2 gros, fafran oriental 3 fcrupules; mêlez, faites une maffe dont la dofe eft depuis 6 grains jufqu'à 12.

Pilules de Styrax, ou Laudanum pectoral de Schroder.

794. Prenez ftyrax calamite 2 gros, laudanum, oliban, myrrhe, de chacun un gros, fuc de réglifle un gros & demi, extrait d'opium préparé par le vinaigre diftillé un gros, fafran oriental 4 fcrupules, fyrop d'écorce de citron fuffifante quantité; faites une maffe, la dofe eft de dix grains; ou bien

Prenez ftyrax calamite 3 onces, fleurs

P 4

de foufre une once, benjoin blanc 2 gros, faites une maffe; la dofe eft depuis un fcrupule jufqu'à un gros.

Pilules anti-hyftériques.

795. Prenez affa fœtida, camphre, myrrhe, de chacun 2 gros, baume du Pérou & thérébentine, de chacun un demi-gros; faites des pilules de 3 grains.

Pilules fcillitiques contre l'Hydropifie, la Jauniffe, la Fievre quarte.

796. Prenez fcille récente, gomme ammoniac, cloportes, de chacune une demi-once, favon très-pur une once, baume de copahu un gros; mêlez, faites une maffe felon l'art; la dofe eft depuis 10 grains jufqu'à un fcrupule dans la jauniffe, l'hydropifie, la fievre quarte.

Pomade contre les Crevaffes des Mammelles.

797. Prenez huile d'amandes douces & graiffe de bouc, de chacune une once, avec une fuffifante quantité de cire blanche pour une pomade.

Pomade contre les Tâches du Vifage.

798. Prenez huile d'amandes douces une once, cire blanche une demi-once, expofez-les à un petit feu pour les faire fondre, en les remuant fouvent; laiffez-les enfuite refroidir, & mêlez-y dans un mortier de pierre du mercure précipité blanc, du magiftere de marcaffite, de chacun un demi-fcrupule, de l'eau de rofes 2 fcrupules, de l'eau de fleurs d'orange un demi-gros; mêlez, faites par l'agitation une pomade.

Pomade contre les Dartres & la Teigne.

799. Prenez 2 gros de mercure précipité rouge, une once de faindoux; mêlez le tout pour une pomode.

Pomade camphrée contre les Rougeurs & Puftules des Yeux.

800. Prenez beurre frais lavé dans de l'eau d'euphraife une once & demi, tuthie préparée un gros & demi, camphre un gros; mêlez, faites une pomade.

Pomade contre les Hémorrhoïdes.

801. Prenez racines de piffenlit, pi-

P 5

lées à volonté, graiffe de porc fuffifante quantité; faites une pomade.

Pomade rouge pour les Levres.

802. Prenez huile d'amandes douces
une once & deux gros, blanc de baleine une demi-once, cire blanche 6
gros, onguent pomade 3 gros, huile
de rhodes 10 gouttes, huile de lavande
pareille quantité, huile de jafmin un
demi-gros, avec un fcrupule de cinabre natif, de l'iris de Florence un demi-
gros; mêlez, faites une pomade.

Potion cathartico-émétique contre la Lé-thargie.

803. Prenez féné mondé 3 gros, femences d'anis & de coriandre, de chacune demi-gros; faites-les infufer dans
5 onces d'eau de fontaine; vous ajouterez à la colature manne & vin émétique, de chacune une once, pour une
médecine à prendre dans la léthargie.

Potion purgative.

804. Prenez demi-once de femences
de geneft, féné mondé 2 gros; faites-
les infufer dans 5 onces d'eau de fontaine; délayez dans la colature une once

de manne, pour une potion vomitive, à prendre le matin.

Potion contre les Vers.

805. Prenez racines de chiendent une once ; fommités d'abfynthe une demi-poignée ; fleurs de pêcher une pincée ; faites-les bouillir pendant un quart-d'heure dans 6 onces d'eau de fontaine ; ajoutez à la décoction fix gros de fyrop de limon, pour une potion contre vers, à prendre le matin & le foir.

Potion contre l'Apoplexie.

806. Prenez des eaux de mélisse, de bétoine & de fleurs de tilleul, de chacune 2 onces, huile d'amandes douces une once, confection d'alkermès un gros, poudre de guttete un fcrupule, kermès minéral 4 grains, eau de canelle & de fleurs d'orange, de chacune 6 gros, lilium de paracelfe 20 gouttes, fyrop d'œillets une once, pour une potion à prendre à la cuillerée.

Potion contre l'Afthme & les maladies des Poumons.

807. Prenez de l'eau de véronique 6 onces, fyrop d'éryfimum une once,

de la gomme ammoniac diſſoute dans
du vinaigre, & puivériſée un demi-ſcrupule ; faites une potion.

Potion pour arrêter le Vomiſſement.

808. Prenez un gros de ſel d'abſynthe, 4 onces d'eau de chicorée, une
once de ſyrop de limon ; mêlez & preſcrivez à la cuillerée, pour arrêter le
vomiſſement.

Potion contre la Cordialgie.

809. Prenez des eaux de chicorée 4
onces, eau de fleurs d'orange une once,
poudre contre vers demi-gros ; quinquina un gros, ſel d'abſynthe un ſcrupule, confection d'hyacinthe un demi-
gros, ſyrop d'abſynthe une once, pour
une potion à prendre à l'inſtant.

Lait ammoniacal contre la difficulté de Respirer.

810. Prenez gomme ammoniac très-
pure 3 gros ; faites diſſoudre à froid
dans un mortier de marbre, avec 8
onces d'eau vulnéraire ſimple ; la doſe
eſt d'une cuillerée à prendre pluſieurs
fois le jour.

Potion contre la Manie , la Mélancolie &
le Flux de Sang.

811. Prenez pulpe de femences de mouron, de lin & de millepertuis, de chacune 2 gros; faites-les diffoudre dans une pinte de petit-lait, pour prendre par verre dans la manie, la mélancolie & le flux de fang.

Potion émético-cathartique contre le Cho-
lera.

812. Prenez 3 grains de tartre ftibié, que vous délayerez dans 3 verres d'eau, à prendre par verres, jufqu'à ce que le malade ait affez vomi.

Potion fouveraine pour prévenir & guérir
les maladies propres aux Enfans.

813. Prenez du favon de Venife 2 gros, des perles préparées un gros, des yeux d'écreviffe un gros & demi, du fyrop d'althæa une demi-once, de l'eau diftillée de menthe, de fenouil, d'écorce de citron , de chacune 3 onces; la dofe eft de 2 gros.

Potion contre la Pefte.

814. Prenez racines d'angélique & de

pétasite mises en poudre, de chacune demi-gros; mêlez-les avec un verre de vin vieux, pour boire en temps de peste.

Potion contre la Diarrhée.

815. Prenez du corail rouge & des yeux d'écrevisse préparés, de chacun un gros, roses rouges une pincée, rhubarbe un gros; faites bouillir le tout dans un bon gobelet de suc de coings, jusqu'à la réduction d'un tiers pour une potion.

Autre contre la même maladie.

816. Prenez des eaux de roses & de plantain, de chacune 3 onces, corail & sang de dragon préparé, de chacun demi-gros, suc de plantain 2 onces, syrop de coings une once, pour une potion.

Potion contre les Accouchemens laborieux.

817. Prenez semences de lavande demi-gros, semences de plantain & de chicorée, de chacune 2 scrupules, poivre un scrupule; le tout mis en poudre, délayez-le dans 3 onces d'eau de chicorée, & autant de celle de chevrefeuille.

Potion contre l'Hydropifie.

818. Prenez des larges feuilles qui croiffent fur la tige de l'artichaut, nettoyez-les fans les laver; pilez-les dans un mortier, & exprimez-en le jus à travers un linge; mettez enfuite une pinte de ce jus avec une pinte de vin blanc; prenez en 3 cuillerées à jeun tous les matins, & autant en vous couchant; la dofe peut être augmentée jufqu'à 4 ou 5, fi l'eftomach le fupporte, & fi le cas le requiert.

Potion contre les Fievres malignes.

819. Prenez des eaux de fcabieufe & de charbon-bénit, de chacune 3 onces, racines de dompte-venin pulvérifées & poudre contre vers, de chacune demi-gros, poudre de viperes 12 grains, confection d'hyacinthe un gros, fyrop d'œillets une once; mêlez pour une potion à prendre à la cuillerée dans les fievres malignes.

Potion purgative dans l'Hydropifie.

820. Prenez écorce de *frangula* ou aune noir deux gros; cuifez-le dans du lait, faites avaler la décoction.

*Potion fudorifique contre les Fievres ma-
lignes.*

821. Prenez eau de chardon-bénit 5
onces, femences de la même plante un
gros, thériaque deux fcrupules, fyrop
de marrube blanc une once, pour une
potion fudorifique.

Autre contre la même maladie.

822. Prenez des eaux de fcorfonere
& de chardon bénit, de chacune 2 onces, poudre de viperes & de *femen contra*, de chacune demi-gros, fyrop d'œillets une once, pour une potion à prendre à la cuillerée.

Potion contre la Rougeole & la Petite-Vé-
role.

823. Prenez racines de cabaret mifes
en poudre un demi-gros, eau de chardon-bénit 6 onces ; faites une potion à
prendre le matin dans la rougeole & la
petite-vérole.

Potion contre l'Hémorrhagie.

824. Prenez des eaux de plantain,
de bourfe-à-pafteur & de centinode, de
chacune 2 onces, fang de dragon, con-

fection d'hyacinthe & pierre hématite, de chacune demi-gros, syrop de corail une once, pour une potion.

Potion purgative.

825. Prenez syrop de nerprun une once, dissolvez-le dans une demi-livre de décoction de pruneaux.

Potion contre l'Hydropisie.

826. Prenez des feuilles de sureau desséchées six gros, sel végétal un demi-gros, canelle un scrupule; faites-les cuire dans 8 onces d'eau de fontaine; vous délayerez dans la colature de la manne & du syrop de nerprun, de chacun une once, pour une potion forte, à prendre dans l'hydropisie.

Potion purgative dans la Jaunisse, la Cachexie & la Bouffissure.

827. Prenez des pepins de sureau concassés deux gros, de la graine de fenouil demi-gros; faites infuser le tout pendant la nuit, pour une potion purgative à prendre dans la jaunisse, la cachexie & la bouffissure.

Autre contre les mêmes maladies.

828. Prenez racines de tithymale un gros & demi ; faites-les cuire dans 8 onces de lait, pour une potion purgative dans la cachexie.

Potion contre la Jauniſſe.

829. Prenez racines de garance demi-once, feuilles de grande chélidoine une poignée, ſommités de petite centaurée une demi-pincée, canelle 2 gros, ſafran un demi-ſcrupule ; faites infuſer le tout pendant la nuit dans 8 onces de vin blanc, vous ajouterez à la colature demi-once de ſucre, pour une potion à prendre le matin, qu'il faudra réitérer pendant 4 ou 5 jours.

Potion contre le Piſſement de Sang.

830. Prenez des feuilles de preſle, de plantain, de bourſe-à-paſteur, de chacune une poignée, que vous ferez bouillir dans de l'eau de fontaine, juſqu'à réduction à 5 onces ; ajoutez à la décoction une once de ſyrop de coings, pour une potion à prendre dans le piſſement de ſang.

Potion à prendre dans la Paſſion iliaque.

831. Prenez eau de lys & huile d'a-
mandes douces, de chacune 2 onces,
manne une once & demi, pour une
potion.

*Potion contre la Pleuréſie & la Péripneu-
monie.*

832. Prenez racines de bardane miſes
en poudre demi-once, décoction de
bardane 5 onces; faites une potion à
prendre dans la pleuréſie & la péripneumonie.

Potion contre la Néphrétique.

833. Prenez 4 onces d'eau de raves,
jalap en poudre & ſel de tartre, de chacun demi gros; faites une potion à prendre le matin, à laquelle vous ajouterez
une once de ſyrop des 5 racines apéritives.

*Potion pour faire ſortir l'Enfant mort &
l'Arriere-Faix.*

834. Prenez racines de liveſche en
poudre un gros, ſuc récent de la même
plante une cuillerée; mêlez, faites une
potion emménagogue.

Potion hystérique.

835. Prenez des eaux de matricaire, d'armoise & de fleurs d'orange, de chacune une once & demi, eau de canelle demi-once, safran 10 grains, teinture de castoreum 30 gouttes, *laudanum* liquide 20 gouttes, syrop de *praffio* une once, pour une potion hystérique, à prendre à la cuillerée.

Potion contre l'Epilepsie.

836. Prenez eau de pivoine 4 onces; huile de buis 10 gouttes; faites une potion anti-épileptique.

Potion contre la Péripneumonie.

837. Prenez des eaux de scabieuse & de chardon-bénit, de chacune 3 onces, du sang de bouquetin, du blanc de baleine & de la machoire de brochet, de chacun demi-gros, antimoine diaphorétique 20 grains, syrop de pavot blanc une once, pour une potion à prendre le soir.

Potion vermifuge.

838. Prenez eau de pourpier 2 onces, huile d'amandes douces & syrop

de fleurs de pêcher, de chacune une demi-once, pour une potion purgative & vermifuge, que l'on peut donner aux enfans à la mammelle.

Potion contre la Phrénéfie.

839. Prenez une-demi-once de tamarins, feuilles de chicorée, d'ofeille & de laitue, de chacune demi-poignée; faites-les bouillir dans 8 onces d'eau; vous ferez infufer dans la colature deux gros de féné, un demi-gros de *femen contra*, une once de caffé récemment extraite; vous ajouterez dans l'expreffion une demi-once de vin émétique, pour une potion à prendre le matin.

Autre contre la même maladie.

340. Prenez eau de laitue 4 onces; fel de prunelle 2 gros, fyrop de diacode une once, laudanum un grain; mêlez & faites une potion.

Contre la Toux des Enfans.

842. Prenez fuc de perfil une demi-once, lait de femme une once, cumin un fcrupule; cette potion eft recommandée par Foreftus contre la toux des enfans.

Potion contre les Vers.

843. Prenez 5 onces de décoction de *gramen*, confection d'hyacinthe & poudre à vers, de chacune demi-gros, syrop de limon 6 gros, pour une potion.

Potion contre les Hémorrhagies du Nez.

844. Prenez semences d'ortie pulvérisées un gros; suc de la même plante 3 onces, syrop de pavots rouges une once, pour une potion à prendre dans les hémorrhagies du nez.

Potion contre la Colique.

845. Prenez deux onces d'huile d'amandes douces, une once de manne de Calabre; faites-les dissoudre dans un bouillon gras; on se servira de la colature contre la colique.

Potion contre les Fleurs-Blanches.

846. Faites cueillir dans la saison une livre de fleurs d'orties blanches; une once de fleurs de romarin; 2 onces de fleurs de roses pâles, & ajoutez une demi-livre de graines d'ortie grieche, une poignée de plantain à basse tige, deux douzaines de glands de chêne, 2

ouces de racines de biftorte; pilez le tout dans un mortier, & le mettez dans 4 pintes de bon vin blanc, avec un quarteron de bonne thérébentine de Venife; faites enfuite diftiller au bain-marie ou à la cendre, jufqu'à ficcité; faites brûler & calciner le marc pour en avoir le fel; incorporez-le dans la liqueur diftillée, & faites y diffoudre une bonne cuillerée d'extrait de fureau par chaque pinte : paffez le tout, & ajoutez auffi à chaque pinte de la décoction environ un quarteron de fucre candy réduit en poudre : ce remede qui eft plutôt une clairette qu'une potion, eft excellent contre les fleurs-blanches. Il faut que les malades en prennent tous les matins à jeun un bon verre.

Potion contre la Manie.

847. Prenez la pulpe des femences de mouron, de lin & de millepertuis de chacune 2 gros; faites-les diffoudre dans une pinte de petit-lait, pour prendre par verre dans la manie, la mélancolie & le flux de fang.

Potion contre le Crachement de Sang.

848. Prenez fuc dépuré d'orties 3

onces ; fyrop de grande confoude une demi-once ; mêlez le tout pour une potion à répéter 3 fois le jour dans l'hémoph-thyfie ou crachement de fang.

Potion contre les Fievres malignes.

849: Prenez 5 onces d'eau de char-don-bénit, confection d'hyacinthe un demi gros, poudre de viperes 15 grains, racines d'angélique fauvage un gros ; faites une potion fudorifique, à prendre dans les fievres malignes.

F I N.

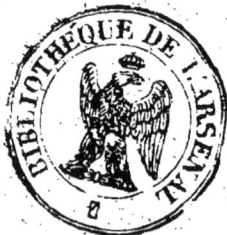

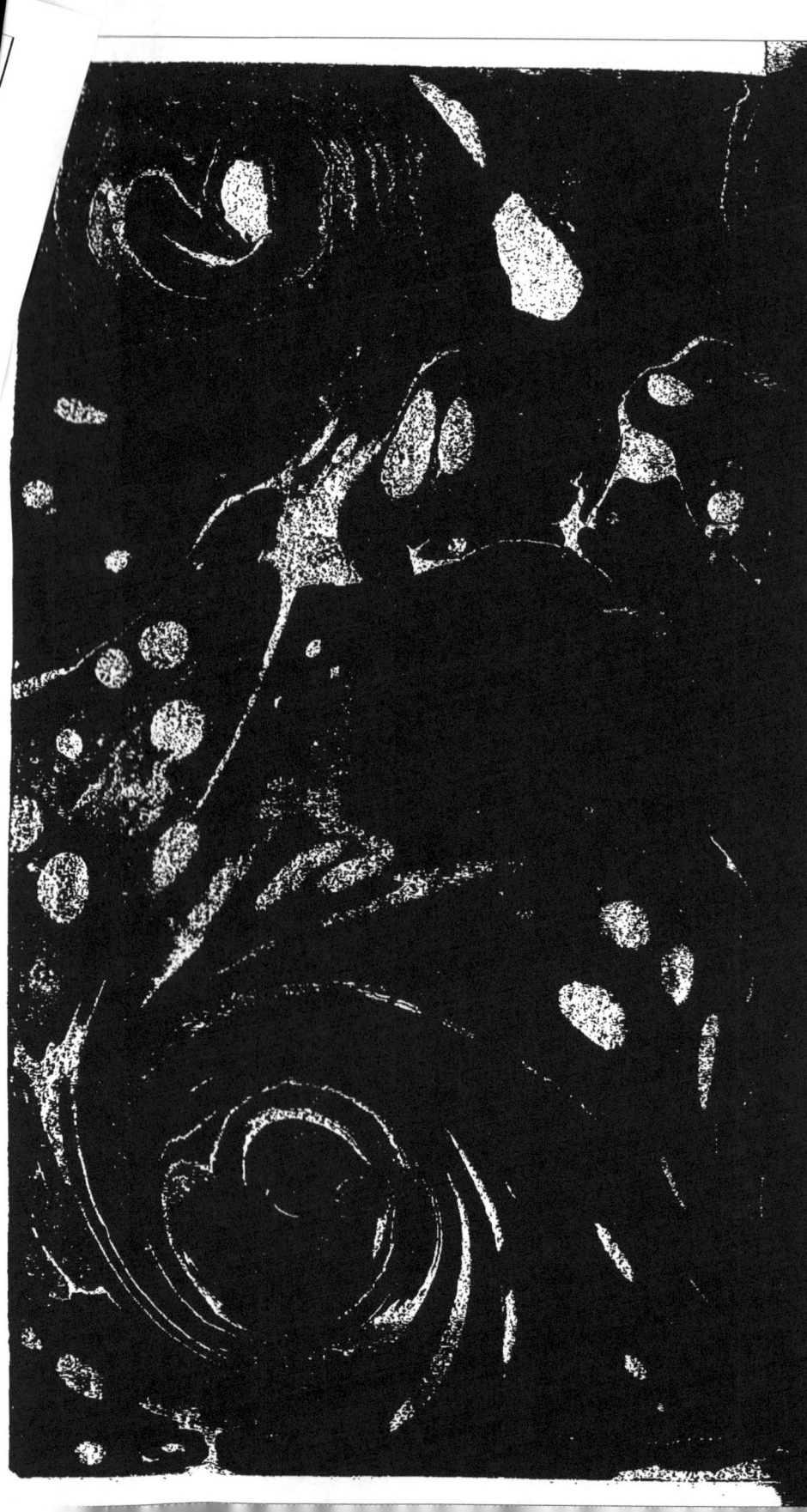